肿瘤专科医院感染预防与控制

主　审　　左大鹏

主　编　　翟红岩　　段惠娟　　高红军

副主编　　宋世平　　林　莉　　薛凤珠　　盖绿华

编　委　　（按姓氏笔画排序）

王　岩　　牛文凯　　仉京华　　艾建红

申　戈　　冯其梅　　刘艳凤　　汤传昊

李小宝　　李　丹　　李　艳　　吴佳伟

张　芳　　张俊明　　秦艳红　　夏春芳

高　乐　　郭闻涛　　曹艳艳　　商大伟

蒋　静

军事医学科学出版社

·北　京·

图书在版编目(CIP)数据

肿瘤专科医院感染预防与控制/翟红岩,段惠娟, 高红军主编.
- 北京:军事医学科学出版社,2014.1
ISBN 978 - 7 - 80245 - 380 - 7

Ⅰ. ①肿⋯ Ⅱ. ①段⋯ ②翟⋯ ③高⋯ Ⅲ. ①肿瘤 - 专科
医院 - 感染 - 防治 Ⅳ. ①R197.5

中国版本图书馆 CIP 数据核字(2014)第 010499 号

出　　版:军事医学科学出版社
地　　址:北京市海淀区太平路27 号
邮　　编:100850
联系电话:发行部:(010)66931049
　　　　　编辑部:(010)66931039
传　　真:(010)63801284
网　　址:http://www.mmsp.cn
印　　装:三河市双峰印刷装订有限公司
发　　行:新华书店

开　　本:850mm×1168mm　1/32
印　　张:7.25
字　　数:186 千字
版　　次:2014 年 3 月第 1 版
印　　次:2014 年 3 月第 1 次
定　　价:28.00 元

前　言

随着现代医疗技术的发展,各种诊疗手段、侵入性检查和操作增多、抗菌药物滥用、医院感染问题也日益突出。例如各种内窥镜、导管等先进介入诊疗技术的使用为微生物直接入侵人体形成感染提供了机会;放疗和化疗等治疗手段的广泛应用导致了病人机体免疫功能下降;抗菌药物的滥用导致细菌变异、耐药菌株的增多特别是多重耐药菌的不断增加,使得医院感染的预防和控制工作面临巨大挑战。尤其肿瘤患者,除自身免疫功能缺陷外,化疗、放疗及手术对患者的免疫功能进一步造成伤害,特别是血液肿瘤患者接受造血干细胞移植后,免疫功能处于极低的水平,发生医院感染的几率明显高于其他疾病人群。医院感染正成为恶性肿瘤病人的主要并发症及死亡原因之一。因此,如何加强肿瘤患者医院感染的预防和控制是肿瘤专科需要认真对待和亟须解决的重要临床问题。本书结合编者的经验和体会,为肿瘤专科医院感染防控提供一些基本原则和具体措施。

全书共有十五章。第一章概述简要介绍肿瘤病人医院感染的发病情况,其中包括编者单位的数据。第二章肿瘤患者环境管理和第三章空气层流洁净病房的管理,从肿瘤病人的医疗护理条件的角度来讲述医院感染的预防措施。第五章肿瘤专科医院感染危险因素预防、第六章化疗及其感染防控、第七章放疗及其感染防控和第八章患者粒细胞缺乏期间感染预防是本书的重点,主要围绕肿瘤病人治疗护理过程中面临的感染风险介绍如何采取有力、有效的措施防止感染发生,竭力保证病人的医疗安全。其中大量篇幅介绍了编者单位在肿瘤患者医院感染防控中许多具体管理办法和措施,供读者参考。同时强调,在为患者进行化疗的同时应做好自身防护,避免抗肿瘤药物对身体的伤害。第四章手卫生管理、第九章抗菌药物使用和第十二章职业防护与医疗废物管理的内容大家都比较熟悉,但是非常重要,必须不断提高认识,强化管理,重在执行。第十章耐药菌的管理突出肿瘤专科,既有其他临床科室的共性,也有本专科的特点,即免疫力低下的患者,耐药菌感染的治疗更为棘手,必须防患于未然。最后本书还就急性放射病的感染控制、血液净化中心的感染控制和消毒供应中心的感染控制进行了简要的介绍。

由于编者水平有限,可能存在许多缺点和不足之处,望读者提出宝贵意见。

段惠娟

2013 年 11 月 20 日

目　录

第一章

概 述

医院感染(nosocomial infection, NI)的定义是指住院患者在医院内获得的感染,包括在住院期间发生的感染和在医院内获得出院后发生的感染;但不包括入院前已经开始或入院时已经存在的感染。医院工作人员在医院内获得的感染也属于医院感染。医院感染一直是医院管理中的一个难题,WHO在《医院获得性感染预防控制指南》引言中特别强调:医院感染将成为日益严重的公共问题。肿瘤患者由于原发病变、手术及放化疗等多种因素造成机体免疫力低下,是发生医院感染的高危人群,使恶性肿瘤患者死亡率上升。

一、肿瘤专科医院感染现状

翟锐等调查了20 694例住院肿瘤患者中发生医院感染1000例,感染率为4.83%;感染1279例次,感染发生率为6.18%。其中内科系统肿瘤患者医院感染率为8.31%,外科系统肿瘤患者医院感染率为2.77%,接受放疗的肿瘤患者医院感染发病率为3.95%。

欧阳立志等对10 673份恶性肿瘤患者出院病历进行回顾性

调查,发现医院感染475例,感染率4.45%。

笔者对2010年到2012年所有住院患者以及其中的肿瘤患者和非肿瘤患者医院感染率进行了统计分析,显示恶性血液病患者医院感染率明显高于全院平均水平($P<0.05$)(表1-1)。

表1-1　307医院2010~2012年肿瘤患者和非肿瘤患者医院感染率比较

组别	住院人数	感染病例数	感染率(%)
所有住院患者	127 517	4408	3.5
恶性血液肿瘤组	24 638	1508	6.1
实体恶性肿瘤组	47 750	683	1.4
非肿瘤患者组	55 129	2217	4.0

连续监测显示肿瘤患者的医院感染率从2010~2012年呈小幅上升态势(表1-2)。

表1-2　2010~2012年三年肿瘤患者医院感染率

组别	2010年	2011年	2012年	2013年1~7月
恶性血液肿瘤组	5.8%	5.9%	6.6%	7.7%
实体恶性肿瘤组	1.1%	1.5%	1.7%	1.4%

2010年1月至2013年7月,307医院共有感染患者6058例次,下呼吸道感染(即肺炎)仍占各类医院感染部位的首位,恶性血液肿瘤患者感染率与实体肿瘤患者相比明显增高,但与非肿瘤患者没有明显区别,不同疾病组感染部位例次及所占百分比

（占期间全部感染例次的比例），见表 1 - 3。

表 1 - 3　不同疾病组医院感染部位及百分比的比较

感染部位	恶性血液肿瘤	实体恶性肿瘤	非肿瘤组
肺部感染	502(8.3%)	388(6.4%)	920(15.1%)
血液感染	333(5.5%)	116(1.9%)	384(6.3%)
泌尿系感染	116(1.9%)	202(3.3%)	632(10.4%)
肠道感染	115(1.9%)	22(0.4%)	184(3.0%)
软组织感染	46(0.8%)	0(0.0%)	34(0.6%)
感染性发热	507(8.3%)	27(0.4%)	323(5.3%)
口腔感染	104(1.7%)	0(0.0%)	94(1.5%)
上呼吸道感染	130(2.1%)	29(0.5%)	85(1.4%)
手术部位感染	0(0.0%)	1(0.01%)	47(0.7%)
其他	221(3.6%)	94(1.5%)	352(5.8%)

　　呼吸道感染患者中放、化疗比例较高，大量免疫抑制剂及激素的应用，削弱了患者自身的抗感染能力；接受放疗的肺癌、鼻咽癌、食管癌、喉癌患者放疗时间长，易引发放射性肺炎、食管、口腔、鼻咽黏膜损伤而造成感染增加，肺癌、食管癌、胃癌、喉癌、鼻咽癌等早、中期多采用手术治疗，手术的创伤、胸部切口疼痛、长时间卧床等，造成肺部淤血，呼吸道分泌物难以排出，为细菌的滋生繁殖创造了有利条件。

二、肿瘤患者医院感染的危险因素

肿瘤是我国常见病、多发病,目前的死亡率为死因顺位第二位。感染是肿瘤患者最常见并发症之一,特别在晚期肿瘤患者中更为严重,有文献报道肿瘤患者死于感染性疾病占整个死亡人数的40%以上。因此防止感染对提高患者生存质量,延长患者生命至关重要。

(一)肿瘤患者医院感染的流行病学特征

医院感染的流行病学三要素:传染源、传播途径和易感人群。在医院感染传播的三个要素中,肿瘤患者除与普通患者的共性之外,还具有其专科的特点。

1. 传染源　包括内源性感染(自身感染)和外源性感染(交叉感染)。

(1)内源性感染不容忽视。内源性感染是患者自身原有的菌群由于抵抗力下降或侵入性操作促使它们在一个新的部位定植而引起的感染。其中86%的微生物是患者自身的正常菌群,可以从牙龈、鼻腔、腋下、直肠等部位分离出来,如表皮有葡萄球菌、大肠杆菌等。

肿瘤患者的免疫力低下除由于疾病本身造成以外,还由于放疗、化疗、手术、侵入性操作多而进一步导致机体免疫力受损,其内源性感染的矛盾较普通病房更为突出。内源性感染的判定较为困难,难以与外源性感染相区别,即使从感染部位分离出正常菌群的细菌,也很难判定是内源性感染。这是因为有47%的医院感染患者的感染来自外源,即住院过程中所获得的其他患者的菌丛或环境中的细菌,其可在患者体内定居引起感染。同时,内源性感染的预防也比较困难,主要是通过提高肿瘤患者的机体抵抗力使内源性感染率下降。

(2)外源性感染主要是通过患者和工作人员等带菌者及医院环境传播。由于肿瘤患者本身免疫功能低下,特别经过化疗和放射治疗后中性粒细胞、淋巴细胞数量减少,功能严重受损。如果消毒隔离措施不当,会通过器械、工作人员的手及空气造成传播。免疫力低下的患者,细菌感染以革兰阴性杆菌,尤其是铜绿假单胞菌感染为主;大肠杆菌和克雷伯菌感染次之。曾有文献报道,对病房的拖把、洗手池水龙头(龙头上缠纱布)等部位进行细菌培养后,检出铜绿假单胞菌。雾化器管道、呼吸机管道等易被细菌污染,对肿瘤患者具有威胁性。另外,病毒、真菌及一些寄生虫如卡氏肺孢子虫、弓形体等,在肿瘤患者(特别是恶性血液肿瘤患者)出现免疫缺损时,成为医院感染重要的病原体。

2. 传播途径 内源性感染通过病原体在患者身体中的移位而实现。而外源性感染则是以接触为主,患者的活动几乎全部依赖于医护人员,其中最主要的传播媒介是医护人员的手。由于肿瘤患者机体免疫力普遍低下,患者与医护人员的频繁接触,各种侵入性操作等,使通过"手"造成的交叉感染机会也会随之增加。

此外,医护人员自身的医院感染问题已逐步引起人们的重视。特别是长期在肿瘤病房工作的医护人员(尤以护士为甚),由于经常接触细胞毒性药物,接触患者皮肤、排泄物及污染的空气等造成对身体的危害。由于自我保护意识不足,缺乏必要的防护设备,肿瘤科室护士白细胞减少、疲倦、脱发、感冒、感染性疾病等的发病率均高于其他科室的护士。因此,在医护人员中也存在内源性感染及外源性感染的双重可能性。

(二)肿瘤患者的易感因素

1. **免疫功能抑制** 肿瘤患者会因以下原因造成机体免疫功能缺损。

(1)肿瘤发展过程中,由于肿瘤细胞本身或通过肿瘤细胞所产生的免疫抑制因子的作用及肿瘤诱发的抑制细胞的作用,常使患者出现免疫抑制。

(2)肿瘤患者在治疗过程中使用的抗肿瘤药物大都具有不同程度的抑制机体免疫功能的作用,特别是长疗程治疗时,机体免疫系统得不到恢复的机会。

(3)麻醉和手术可使肿瘤患者的免疫功能降低,特别是进行根治术的肿瘤患者,其免疫力在术中和术后一段时间受损明显。

2. **免疫缺损** 免疫缺损患者感染的发生与发展,一方面与宿主免疫缺损的种类和程度有关,另一方面也受到体内和外界微生物之间的相互作用以及正常菌群是否发生改变等多种因素的影响。内源性正常菌群的失衡对病原微生物入侵有着重要的影响,例如长期使用广谱抗菌药物、呼吸系统和肠道手术等破坏了原有的菌群平衡,使条件致病菌生长繁殖,并侵入破损的黏膜进入血液或其他器官引发严重的感染。

恶性淋巴瘤、白血病、多发性骨髓瘤等作为基础疾病,免疫器官或免疫组织发生障碍,累及淋巴系统、网状内皮系统、胸腺和骨髓等免疫器官,使免疫防御功能不断减退。

另外,恶性血液病患者骨髓移植前,需要使用化疗及全身放疗方法对患者进行预处理,全身放疗在骨髓移植中主要有两大作用:免疫抑制作用(破坏骨髓细胞及抑制细胞免疫反应)和联合化疗方案起抗癌作用(参与破坏恶性肿瘤细胞)。虽然全身放疗是在恶性血液病患者治疗过程中所必需的治疗方法,但同时也为患者带来了一系列不良反应,如骨髓抑制、白细胞减少等。

常见的免疫缺损有以下几种:

(1)抗体生成障碍:功能性免疫球蛋白,特别是 IgG 的产生量减少时,宿主对细菌性疾病的易感性明显增高。IgG 是对抗许多细菌及毒素的主要血清防线,其功能有补体结合、调理素和中和毒素作用。IgG 显著减少时,易发生由荚膜细菌引起的反复感染以及某些原虫感染。IgA 存在于呼吸道和消化道的分泌液中,可加强黏膜表面的防御作用,阻止感染的发生与扩散。选择性 IgA 缺乏可能导致呼吸道、消化道或全身性细菌感染。IgM 的抗病原作用包括激活补体、细胞溶解、调理素和微生物凝聚作用。IgM 缺乏与革兰阴性细菌(如脑膜炎双球菌)感染有关。

(2)补体异常:补体 C_1 或 C_3 缺乏易发生肺炎球菌感染,C_5、C_6、C_7 或 C_8 缺乏易受脑膜炎双球菌和淋球菌侵袭。

3. 中性粒细胞减少 中性粒细胞减少是肿瘤患者发生感染的另一个重要因素。急性白血病和慢性淋巴细胞性白血病常造成骨髓功能衰竭。抗肿瘤药物绝大多数对骨髓有不同程度的抑制作用。除患者个体差异外,治疗方案设计、药物使用不当均可加剧中性粒细胞减少的程度。放射治疗引起的骨髓功能抑制与放射源、照射部位、照射面积及剂量有关。中性粒细胞减少易引发感染,如肛裂、痔疮等对正常人不具有严重危害性的疾病,易导致中性粒细胞减少患者的直肠脓肿和败血症。

白细胞异常的临床后果取决于何种白细胞亚群的数量和(或)功能受到损害,以及损害持续时间。中性粒细胞减少($<1.8 \times 10^9/L$)是宿主免疫机制最常见的缺损。当中性粒细胞 $<1.0 \times 10^9/L$ 时,细菌和真菌感染的易感性逐渐增高,在恶性血液病和中性粒细胞减少的患者中,30%的粒细胞缺乏者可出现侵袭性真菌感染,且病死率达60%。

中性粒细胞功能异常是机体严重感染的诱因,糖皮质激素和化疗药物除可改变中性粒细胞的数量外,亦可影响其功能,使其趋化性减弱,稳定细胞内溶酶体膜,阻止杀菌物质释放。

4. 淋巴细胞减少 淋巴细胞减少的后果取决于受影响的淋巴细胞亚群,不管淋巴细胞总数是否异常,如果出现B淋巴细胞或T淋巴细胞极度缺乏,就可能发生严重感染。辅助性T细胞($CD4^+$ 细胞)减少($<0.2 \times 10^9/L$)可以造成特别严重的感染。化疗除影响淋巴细胞数量外,亦影响淋巴细胞功能,使其产生的各种淋巴因子减少,抗体生成减少。

5. 营养不良 恶性肿瘤系消耗性疾病,尤其在晚期肿瘤患者中营养不良更为严重,由于肿瘤细胞可产生有害物质,引起食欲减退、发热等;肿瘤患者常出现出血、胸水、腹水;胃肠道肿瘤因摄入、消化、吸收不良,抗肿瘤治疗中因药物反应导致黏膜溃烂、恶心、呕吐等,均可使血清蛋白低下而加重感染的严重性。

6. **精神心理因素** 一旦患者被告之诊断为肿瘤即有恐惧、否认、悲观的心理过程。情绪低沉、心境失衡、紧张、焦虑、失眠等症状均可导致抵抗力下降。恶劣、消极的情绪可使交感神经抑制,内分泌功能紊乱,免疫功能下降,此时极易发生感染。

7. **其他因素**

(1)占位性病变引起机体管道系统梗阻会增加感染机会。如胆道梗阻,使胆汁内培养出大肠杆菌。

(2)放射治疗引起的溃疡、皮炎等,易被细菌或病毒感染。

(3)长期使用广谱抗生素,易发生耐药菌、霉菌或病毒感染。

(4)肿瘤坏死组织而引起的脏器穿孔可致严重感染,如胃、肠穿孔引起腹膜炎,食管穿孔引起食管气管瘘、脓胸等。

(5)患者体内腔道的部分梗阻可导致机体防御功能损伤,如支气管癌引起的支气管部分梗阻可导致肺炎的反复发生,前列腺肥大引起泌尿系梗阻可使泌尿系发生感染,淋巴瘤造成胆道部分梗阻易引起胆管炎,阻塞性止汗药可引起腋窝皮肤感染。通常由一种或多种定植在梗阻部位的菌丛所引起。如肠道菌丛引起胆管混合性感染。

三、肿瘤患者医院感染防控的基本原则

1. 根据肿瘤患者特点制定严格消毒隔离制度、合理抗菌药物方案、严格探视及陪护制度。

2. 加强对医护人员、患者及家属关于医院感染知识的宣传教育,提高医护人员责任心及感染防控意识。

3. 注重肿瘤患者特殊治疗及感染主要征象的监测,强调细

菌耐药性的危害,严格制定治疗用药和预防用药方案并执行。

4. 质控小组成员同科室医生共同诊断医院感染病例,感染主要征象逐项登记,如体温、白细胞总数、使用抗菌药物等,不断发现预防控制措施的缺陷,及时进行干预和纠正。

5. 其他日常护理:减少病房患者数、严格探视时间、严格陪护制度、提高护理质量、加强病房通风、设隔离保护病房,根据患者基础疾病情况按病种、病情分房管理。有条件时,可安装空气动态消毒机,以减少空气中细菌浓度,有效提高空气洁净度。

四、预防医院感染的各项制度和措施

1. 严格执行隔离制度,医务人员接触患者必须按照要求着装,穿工作服、穿隔离衣,戴口罩、帽子、手套。

2. 进行各项治疗操作时,严格遵守无菌技术操作原则。进行无菌操作时应戴口罩、帽子、手套,必要时穿隔离衣。

3. 提高医务人员手卫生依从性,减少交叉感染。每项检查操作前后必须洗手或使用快速手消毒剂,必要时用消毒液浸泡。

4. 严格遵守消毒灭菌原则。进入人体组织或无菌器官的医疗用品必须灭菌,各种注射、穿刺、器具应当一人一用一灭菌;接触皮肤黏膜的器具和用品必须达到消毒要求。

5. 坚持患者周围环境的清洁卫生和日常消毒,达到卫生学规定要求。地面应湿式清扫,每日2次,保持清洁。患者使用的床单、被套应每周更换,平时随脏随换,污染的床单被套不得放于地面,应装入污物袋。

6. 认真做好患者的各种基础护理,保证患者始终处于清洁卫生状态。经常指导患者坐浴,预防肛周感染。教育患者经常洗手漱口,预防口腔溃疡。

7. 严格执行探视制度,避免交叉感染。

8. 增强患者的营养摄入,并有针对性地纠正患者存在的贫血、粒细胞缺乏、免疫功能低下等问题。对带入病房的食品要严格检查,防止外源性致病菌侵入胃肠道,减少内源性感染的机会。

9. 密切观察体温、血象以及其他实验室感染指标,提高对发生感染的警惕性。

10. 提高感染患者病原学标本的送检率,加强抗菌药物的合理使用。

11. 加强对患者的心理治疗和护理。

五、医院感染病例的上报

1. 根据《医院感染诊断标准》确定为医院感染的病例,都要上报。

2. 确定为医院感染的病例,填写《医院感染病例报告卡》,此卡由报告人24小时之内向感染控制科报告,报告人必须是主管医师或感染监控医生。

3. 根据需要由临床医生和监测员协助填写《临床特殊感染病例登记表》。

4. 各科室发生的感染病例,要做好相应的记录(表1-4),且必须采取相应的控制措施。做到早发现、早报告、早隔离、早治疗。

表1-4 ×××医院感染病例报告卡

报告科室：　　　　　　　　　　　　报告日期：　年　月　日

患者姓名：　ID号：	入院诊断：	
性　　别：　　年龄：	1.	
入院日期：　年　月　日	2.	
感染日期：　年　月　日	易　感　因　素	
感染诊断： 1. 2.	糖　尿　病 □ 抗感染药物 □	泌尿道插管 □
	肝硬化 □　药瘾者 □	动静脉插管 □
	放　疗 □　化　疗 □	使用呼吸机 □
最高体温：	骨髓移植后 □	
病原学检查：是　　　否 标本名称：	免疫仰制剂　　□	人工装置　　□
病原体： 1. 2.	肿　瘤 □	引流管 □
	营养不良 □	手　术 □
	白细胞计数 <	其　他 □
报告人：	备注：	

填卡说明：

1. 医院感染病例由报告人24小时之内上报感染控制科。报告人必须是主管医师或感染监控医生。

2. 医院感染的暴发流行，医院感染控制科应于24小时之内上报医院感染委员会。

六、传染病疫情的报告

1. 医务人员发现传染病患者或者疑似传染病患者时,都应当详细登记(住址、姓名、联系方式等)并及时填写传染病报告卡,上报医院有关部门,有关部门按《传染病防治法》规定上报。

2. 医院发现甲类传染病,责任疫情报告人应以最快方式在6小时内报告;发现乙类、丙类传染病,应于12小时内报告。

3. 患者为军队人员时,传染病报告卡寄往患者所属大单位卫生防疫机构;患者为非军队人员时,传染病报告卡寄往发病所在地的卫生防疫机构。

4. 科室发现可疑传染病要立即报告职能部门,由专职人员会诊,指导消毒隔离、诊治、处置。

5. 传染科门诊、发热门诊、肝炎、肠道门诊等应做到患者就诊登记齐全,资料保存备查。

七、传染患者或特殊感染患者的管理措施

1. 患者培养出特殊感染致病菌则填表(表1-5)上报医院感染控制科,科室行告知,做到全员皆知。

2. 隔离(重点是引流、分泌物隔离)有标志,有护理记录。

3. 进入隔离病房的人员或接触隔离患者时必须戴手套、口罩、帽子。

4. 严格洗手和手消毒,密切接触者穿隔离衣,更换拖鞋。

表1-5 临床特殊感染病例登记表

科 别		报告时间		登记时间	
● 感染患者一般信息					

姓 名	性 别	年 龄	住院ID号	病案号	床位号

● 诊断信息			
入院日期		入院主要诊断	
感染诊断		感染诊断日期	
诊断依据			

● 诊疗过程信息	
介入性或有创操作	
抗感染治疗	
其他	

● 接触者信息		
人员分类	姓 名	接触方式
医生		
护士		
卫生员		
同室患者		

● 污染信息	
器械	
环境	
其他	

● 外部感染控制信息	
消毒措施	
隔离措施	
防护措施	

● 备注

14

5. 每日物体表面、地面采用 0.2% 含氯消毒剂进行擦拭,空气紫外线消毒。

6. 气管切开、插管需要上呼吸机的患者使用封闭式吸痰管,并每日更换。

7. 呼吸机管路为一次性,更换 7 日/次,呼吸机湿化罐更换 7 日/次,并送消毒供应中心灭菌处理。

8. 床旁换药使用过的医疗废物入两层黄色垃圾袋内,销毁。

9. 擦拭患者床单位的抹布、拖布均单独固定使用,生活用品、医疗用品固定使用。

10. 排泄物倾倒后使用 0.2% 的有效氯消毒。

11. 医疗器械及复用物品密装于黄色双层塑料袋内,由消毒供应中心统一回收消毒灭菌。

12. 衣服、被褥等严密装于黄色双层塑料袋内,标志感染字样,联系洗衣房处理。

13. 抹布和拖布使用后用 5000 mg/L 含氯消毒液浸泡 30 min 以上。

14. 痰及气道分泌物的处理参照中华人民共和国卫生部编的《消毒技术规范》(第 3 版)第二分册《医院消毒技术规范》的有关规定执行。

15. 呼吸机等仪器设备,在隔离期间应留在患者床单位或隔离间,不可与其他患者共用。隔离结束要进行终末消毒。

16. 医院感染科特殊患者感染上报流程(图 1-1):

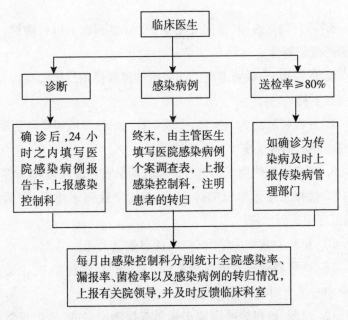

图1-1 医院感染科特殊患者感染上报流程

八、医疗废物的管理

1. 分类正确,不混放,并设分类、收集方法的示意图或者文字说明。

2. 正确使用专用包装袋和锐器盒,标明产生科室、时间、类别、重量等。

3. 感染性废物污染时,应放入双层黄色垃圾袋中。

4. 设有医疗废物交接登记本,并进行详细登记。

九、医院感染管理控制的标准

1. 建立健全各种预防医院感染的控制标准,并以此作为实现持续质量改进的依据(表1-6~1-7)。

(1)三级医院与医院感染管理与防控相关指标要求

①法定传染病报告率100%。

②医疗器械消毒灭菌合格率100%。

③医院感染发生率、手术部位感染率较前下降或持平。

④清洁手术切口甲级愈合率≥97%。

⑤清洁手术切口感染率≤1.5%。

⑥医院感染现患率≤10%。

⑦医院感染现患调查实查率≥96%。

⑧住院患者抗菌药物使用率不超过60%。

⑨门诊患者抗菌药物处方比例不超过20%。

⑩抗菌药物使用强度力争控制在40 DDD以下。

⑪Ⅰ类切口手术患者预防使用抗菌药物比例不超过30%。

⑫住院患者外科手术预防使用抗菌药物时间控制在术前30 min至2 h。

⑬Ⅰ类切口手术患者预防使用抗菌药物时间不超过24 h。

⑭接受抗菌药物治疗住院患者微生物检验样本送检率不低于30%。

(2)手消毒标准

①卫生手消毒:医务人员的手卫生要求应≤10 cfu/cm^2。

②外科手消毒:医务人员的手卫生要求应≤5 cfu/cm^2。

表1-6 普通病房医院感染管理考核标准

项目	标准分数	扣分	得分
病区有医院感染监控小组,制定本科室工作制度,医院感染管理手册项目填写齐全、规范	10		
病房环境整洁无污染,空气新鲜无异味,患者的安置原则为:感染患者与非感染患者分开,同类感染患者相对集中,特殊感染患者单独安置	10		
医护人员掌握相关的医院感染管理、消毒隔离及防护知识	5		
治疗室、处置室、换药室清洁整齐,有消毒隔离制度并执行,各种监测有记录	10		
无菌物品、消毒剂、一次性医疗用品无过期,存放符合要求。使用后的复用的灭菌包有记录;开启的各种消毒液及药品注明开启日期,并在有效期内使用	5		
合理选择抗感染药物;及时留取标本并送检。特殊感染患者及时上报,并有隔离措施	10		
远离病区清点被服,定时更换,污染后及时更换。病床湿式清扫,一床一套、一桌一抹布,用后消毒	5		
院内感染患者24小时上报,漏报率<10%	10		
严格执行无菌技术操作规程,做好标准预防,使用中消毒液浓度符合卫生部规定标准	5		
手卫生设施齐全,医务人员执行手卫生规范	5		
患者出院、死亡后应及时对病室和床单位进行终末消毒处理	5		
血压计、体温计、办公用品、抢救物品、医疗仪器、病例车执行清洁消毒制度	5		
垃圾分类处置(医疗垃圾、生活垃圾、传染性垃圾分开)	10		
留置尿管、大静脉置管、呼吸机管路预防感染管理符合要求,有记录、有督导、有总结和分析	10		
合计	100		

表1-7 抗菌药物使用管理考核标准

项目	标准分数	扣分	得分
组织健全,定期召开药事管理委员会会议	5		
制定抗菌药物临床合理应用制度及实施细则,并纳入医疗质量和综合目标管理考核体系	10		
科室应合理使用抗菌药物,临床用药要力争控制在 50% 以下,各级医生有处方权	10		
药剂科、医务部门、感染控制科定期抽查、分析应用情况,提出改进措施并及时反馈	10		
建立抗菌药物临床应用预警机制: 1. 对主要目标细菌耐药率超过 30% 的抗菌药物,医生要做到心中有数; 2. 耐药率超过 40% 的抗菌药物,应慎重作为经验用药使用; 3. 耐药率超过 50% 的抗菌药物,应参照药敏试验结果选用; 4. 耐药率超过 75% 的抗菌药物,应暂停该类抗菌药物的临床应用,根据追踪细菌耐药监测结果,再决定是否恢复其临床应用	15		
制定并落实围手术预防应用制度。 有各类手术具体的预防选药种类:1 类切口手术一般不预防使用抗菌药物,确需使用时,用药应在切皮前半小时或麻醉诱导开始时,术后原则上不用,需使用者,最长应少于 72 小时 严格控制氟喹诺酮类药物的经验性治疗和外科围手术期预防用药	15		
临床医师使用抗菌药前后及时留取标本送检,结合细菌培养和药敏试验结果合理选择抗菌药物	20		
护士配合医师做好各种标本的留取和送检工作	5		
护士应根据各种抗菌药物的药理作用、配伍禁忌和配置要求,准确的执行医嘱,并观察患者用药后的反应	10		
合计	100		

③消毒后的呼吸机合格标准参考值为≤20 cfu/cm²。

（3）物体表面的消毒效果监测标准

①洁净手术部、其他洁净场所,非洁净手术部(室)、非洁净骨髓移植病房、产房、导管室、新生儿室、器官移植病房、烧伤病房、重症监护病房、血液病病区等物体表面细菌菌落总数≤5 cfu/cm²。

②儿科病房、母婴同室、妇产科检查室、人流室、治疗室、注射室、换药室、输血科、消毒供应中心、血液透析中心(室)、急诊室、化验室、各类普通病室、感染疾病科门诊及其病房等物体表面细菌菌落总数≤10 cfu/cm²。

（4）空气的消毒效果监测标准

①洁净手术部(室)和其他洁净场所,空气中的细菌菌落总数要求应遵循 GB 50333。

②非洁净手术部(室)、非洁净骨髓移植病房、产房、导管室、新生儿室、重症监护病房、血液病病区空气中的细菌菌落总数≤4 cfu/(15 min·直径 9 cm 平皿)。

③儿科病房、母婴同室、妇产科检查室、人流室、治疗室、注射室、换药室、输血科、消毒供应中心、血液透析中心(室)、急诊室、化验室、各类普通病室、感染疾病科门诊及其病房空气中的细菌菌落总数≤4 cfu/(5 min·直径 9 cm 平皿)。

（5）使用中消毒液细菌监测标准

①使用中灭菌用消毒液:无菌生长;使用中皮肤黏膜消毒液染菌量:≤10 cfu/ml,其他使用中消毒液染菌量≤100 cfu/ml。

②透析室透析用水细菌监测标准:用水细菌培养应每月1次,细菌数＜200 cfu/ml。

③消毒后的内镜合格标准为:细菌总数 <20 cfu/件。

2. 感染控制科每月对科室进行感染质量检查,将检查存在的问题反馈给临床科室,提出整改措施,督促科室落实。

3. 实行质量百分考评制度。下发不合格通知单,将感染质量与奖金挂钩。满分 100 分,科室每扣 1 分,扣罚 10 元;医生感染病例每漏报 1 份,扣罚 100 元。以下是医院感染质量考评明细(表 1-8~1-9)。

表 1-8 感染质量检查项目与扣分标准

指标名称	检查项目	扣分标准	检查频次
抗菌药物合理应用	1. 住院患者抗菌药物使用率 2. 抗菌药物治疗住院患者微生物检验样本送检率≥30% 3. 感染患者送检率≥70%	1. 每上升1%,扣0.1分, 2. 每下降1%,扣0.1分 3. 每下降1%,扣0.1分	1 次/月
医院感染监测	医院感染发病率≤10%(特殊重点部门≤20%)	每上升1%,扣1分	1 次/月
耐药菌报告	1. 无耐药菌漏报、迟报 2. 有效隔离措施 3. 耐药菌完成上报管理流程 4. 聚集发病2 h内上报感染控制科	1. 每漏报或迟报,扣1分 2. 未进行有效隔离,扣1分 3. 未按流程,扣1分 4. 未及时上报,扣5分	1 次/月
环境卫生学监测	1. 消毒剂、灭菌剂监测合格率100% 2. 物表、手、湿化瓶、空气等监测合格率>95% 3. 物品消毒灭菌合格率100% 4. 透析用水合格率>90%,不得检出致病菌 5. 消毒后的内镜合格率>90%,不能检出致病菌;灭菌后的内镜合格率100%	1. 不合格,扣2分 2. 每下降1%,扣5分 3. 不合格,扣2分 4. 每下降1%,扣1分 5. 检出致病菌扣2分,灭菌后不合格扣2分	1 次/月

续表

指标名称	检查项目	扣分标准	检查频次
手卫生管理	1. 手卫生用品(洗手液、免洗手消毒液、擦手纸巾) 2. 手卫生依从性≥60%	1. 缺一项,扣0.5分 2. 每低1%,扣2分	1次/月
危险因素管理	1. 执行留置尿管、留置静脉导管感染控制措施 2. 有日评估单 3. 有汇总记录,及时上报感染病例 4. 执行预防呼吸机相关性肺炎感染控制措施	1. 每项不合格扣1分 2. 填写不齐全扣1分 3. 措施缺项扣1分	1次/月

表1-9 月感染质量考评扣罚单

科室	考评项目									得分
	漏报(含死亡)病例(份)	抗菌药物送检	各种监测结果	消毒隔离检查	耐药菌管理	手卫生依从性	危险因素	环境卫生监测	职业安全防护管理	
淋巴层流										
内科监护										
呼吸消化										
乳腺肿瘤一区										
乳腺肿瘤二区										
肺部肿瘤一区										

第二章

肿瘤患者环境管理

　　肿瘤又称新生物,是各种致病因素引起的组织细胞异常增生的结果,通常以形成肿块为主要临床特征的一种常见、多发病,可发生于任何年龄和身体任何部位。其发生原因及各种因素(包括化学、物理、生物等外部因素和遗传、内分泌、免疫等体内因素)综合作用的结果。这些内、外因素引起细胞遗传信息物质脱氧核糖核酸('DNA')的改变,使其不按人体需要异常分化和增生,丧失正常细胞功能,且可破坏原来器官结构,对人体产生损害。由于感染、损伤、变态反应等引起的细胞增生,也可形成肿块,但本质上属人体防卫性反应,细胞基本保持着固有的性质,病因消除后就不继续增生,这是两种肿块的本质区别。

　　恶性肿瘤根据肿瘤部位、组织来源、临床分期与病理学检查,选择相应有效合理的治疗方法。原则上可按以下几种方法处理:①早期或原位癌,可行局部疗法消除瘤组织,绝大多数可行切除术;有的可用放射治疗、电灼或冷冻等方法。②肿瘤已有转移,但仅局限于近区淋巴结时,以手术切除为主,辅以放射线和抗癌药物治疗。③肿瘤已有广泛转移或有其他原因不能切除者,可行姑息性手术,综合应用抗癌药物及其他疗法。实践证明,恶性肿瘤的治疗必须采取手术、放射线、中西医药物和免疫治疗的综合措施,才能有效提高治愈率。肿瘤患者在抗肿瘤化疗中,化疗药物对骨髓的抑制反应,导致白细胞下降,机体免疫功能下降,极易并发院内感染,因而如何做好肿瘤患者的感染管理是一项重要的任务。

一、肿瘤患者环境的基本要求

1. 污染的环境,应先去污染,彻底清洁,再消毒。

2. 清洁工具应标志清楚、分区使用,使用后清洗、消毒、晾干、分类放置。

3. 清洗消毒人员应接受消毒隔离基本知识培训。

4. 清洗消毒人员工作时应做好个人防护。

二、室内空气质量的要求

1. 室内应保持空气清新,采光充足,温度保持 18~20℃ 为宜,每天应开窗换气 2~3 次,每次不少于 30 min。

2. 自然通风受限时,有人情况下应使用对人体无毒无害,且可连续消毒的方法;无人情况下可选用紫外线照射消毒。

3. 定期对空气细菌菌落总数进行监测,每季度不少于 1 次。

三、物体表面的清洁及消毒

1. 应使用消毒剂对卫生间、污物处置间、洗手池等台面进行清洁消毒,每日至少 1 次。洁净具专室专用,标志清楚,使用后分开清洗消毒晾干备用。

2. 每日用清水擦拭墙面和门、窗、座椅、床头桌和厕所、浴室等使用清水或清洁剂湿式擦拭,保持清洁、干燥。

3. 室内地面应湿式清扫,治疗室、病室、配餐室、厕所应有专用拖布,标记明确。所有地面,包括医疗区域、医疗辅助用房区域、污物处理区域和医务人员生活辅助用房区域等,应使用清水或清洁剂湿式擦拭,每日至少 2 次。有多重耐药菌等医院感染暴发或流行时,应使用消毒剂擦拭,每班不少于 1 次。地面消毒采用 400～700 mg/L 有效氯的含氯消毒液擦拭,作用 30 min。

4. 床单一床一套(巾),床头柜一桌一抹布。床头柜和物体表面消毒方法同地面或采用 1000～2000 mg/L 季铵盐类消毒液擦拭。

5. 所有物体表面有血液、体液、分泌物、排泄物、呕吐物污染时,先去除污染,再清洁、消毒。

6. 患者出院、转科、死亡后,病房和床单元必须进行终末消毒。

四、医疗废物的处理

1. 感染性废物和病理性废物应立即丢弃至黄色医疗废物专用包装袋内;损伤性医疗废物应立即丢弃至黄色医疗废物专用锐器盒内。放入包装袋内或锐器盒内的感染性废物、病理性废物、损伤性废物不得取出。

2. 药物性废物应由药剂部门统一回收、集中处理。

3. 患者的体液(如胸腔积液、腹水)及其他排泄物倒入下水管道,由医院统一进行污水处理。

4. 输血器、血袋单独收集,由血库回收统一处理。

5. 所有废物应分类收集,集中存放,生活和医疗废物要严格分开,要求回收的物品单独存放、回收,严禁混放。医疗废物的分类参照国家卫生部医疗废物管理规定。

6. 医疗废物必须使用防漏、防渗专用运送容器进行密闭运送。

五、卫生学监测的内容及方法

(一)空气

1. 采样时间　在消毒处理后、操作前进行采样。

2. 采样方法　根据其原理分为平板暴露法、微生物采样器法。平板暴露法的采样高度距地面 0.8~1.5 m;布点方法,室内面积≤30 m²,设内、中、外对角线三点。室内面积>30 m²,设四角及中央五点,均距墙壁≥1 m。将普通营养琼脂平皿(直径9 cm)放置各采样点处,采样时将平皿盖打开,扣放于平皿旁,暴露 5 min,盖好立即送检。

3. 检测方法　将采样平皿置37℃恒温箱培养48 h,计数并鉴定细菌。

4. 采样注意事项　将采样器放在室内各采样点,距地面高度 1.0~1.5 m,离门窗和人员流动 1.0 m 以上,采样人员应远离采样器(最好待在检测的室外)或与采样器保持约 50 cm 的距离,以免采集到操作者自身散发到环境中的微生物气溶胶粒子,影响监测结果。

若怀疑与医院感染暴发有关时,进行目标微生物的检测。

空气中的细菌菌落总数要求应遵循 GB 50333。空气中的细菌菌落总数 ≤4 cfu/(15 min · φ9 cm 平皿)。

(二)物品和环境的表面

1. 采样时间　在消毒处理后或怀疑与医院感染暴发有关时采样。消毒处理后 4 h 进行采样。

2. 采样面积　被采面积 < 100 cm^2,取全部表面;被采表面 ≥100 cm^2,取 100 cm^2。

3. 采样方法　连续采样 4 个,用浸有含相应中和剂的无菌液脱液的棉拭子 1 支,在 5 cm × 5 cm 灭菌规格板内横竖往返均匀涂擦各 5 次,并随之转动棉拭子,剪去手接触部位后,将棉拭子投入 10 ml 含相应中和剂的无菌洗脱液试管内,立即送检。连续采样 4 个规格板面积。门把手等小型物体则采用棉拭子直接涂抹物体表面采样。

(三)医务人员的手

手的采样用棉拭方法,被检人五指并拢,用浸泡有相应中和剂的无菌脱液的棉拭子在手指屈面从指根到指端往返涂擦 2 遍,并随之转动棉拭子,剪去操作者手接触部位,将棉拭子投入 10 ml 含相应中和剂的无菌洗脱液试管内,立即送检。

第三章

空气层流洁净病房的管理

一、建筑卫生学指标

层流病区建筑的基本要求为全封闭的空气层流病房,是患者接受治疗护理以及在此期间完全隔离居住的场所,是一个独立的护理体系单元。位置应以周围无污染,符合无菌、方便医疗及患者为原则,尽量选择在医疗楼的较高楼层坐南朝北。

单元内的结构要牢固和便于清洁,各房间顶部和墙壁要平坦、光滑、不起灰尘,缝隙应密封处理。各阴角应斜角或圆角,以便擦洗,地面用 PVC 建造,地面及墙壁不应有缺损现象。层流间大小要适中,单人单间 10~14 m²,净高 2.2~2.4 m,采用非触摸式电动感应门。设置能目视室内外环境的大玻璃窗。病室内与护士站及探视走廊双层密封玻璃隔断,外置窗帘。

层流病房划分为五个区即一区为半清洁区(包括卫生间),二区为清洁区(包括大厅、准备间、消毒间、通道、开水间、缓冲间、医生办公室、护士休息室),三区为初步洁净区(包括浴室、更衣室、内走廊、药浴室、护理站),四区为千级层流区(包括治疗室),五区为百级层流洁净区即为患者移植时居住的病房。

空气层流装置是由涂塑钢管拼接的支架和无毒透明塑料帐篷构成的轻便净化装置,进入罩内的空气经前中末三级过滤后形成分层气流,呈垂直方向由顶部向下,从罩底边流出,气流速度和方向是一致的,避免了使地面尘埃扬起的乱流或涡流产生,大大地提高了室内的洁净度,它的结构特点是设备轻便,操作简单,安装方便、快速。通过高效过滤器的过滤可以清除 99.9% 的 $0.3~\mu m$ 尘埃及细菌而使空气得以净化,使之达到基本无菌的程度。100 级层流病房内灰尘粒子最大值为 3.5 个/L($0.5~\mu m$),浮游菌最大值为 5 个/m^3,沉降菌为 0.2 个/(30 min · 9ϕcm)平皿。不同级别层流病房对空气洁净程度要求各不相同(表 3 - 1)。

表 3 - 1　各等级层流病房洁净度要求

等级	沉降法(浮游法)细菌最大平均浓度	表面最大染菌密度(个/cm^2)	空气粒子数	
			0.5 μm(个/L)	5 μm(个/L)
100 级	0.2 个/(30 min · ϕ90 皿)(5 个/m^3)	5	≤3.5	0
1000 级	0.75 个/(30 min · ϕ90 皿)(25 个/m^3)	5	≤35	≤0.3
10 000 级	2 个/(30 min · ϕ90 皿)(75 个/m^3)	5	≤350	≤3
100 000 级	5 个/(30 min · ϕ90 皿)(175 个/m^3)	5	≤3500	≤30

二、层流病房的管理

(一)层流病房的要求

1. 整体布局合理,洁净病房应规定污染区、控制区、洁净区。严格按不同区域进行控制。单元内环境要求洁净、整齐、安静、舒适,温度及湿度适中,设备要求尽量简单实用,只放置必要的物品及用具,且应以益于清洁消毒为原则,并进行化学和紫外线灭菌。洁净区内不得使用易发生脱粒、脱屑的物品,不得有积水、污物,墙壁、地面保持无菌。

2. 医务人员、患者、物品均有其入口,工作用品应经物料通道或经传递柜(窗)进入洁净病房。人流、物流分开,均经过净化设施进入,减少交叉感染的机会。患者的生活垃圾也应设有专用出口。

3. 洁净室必须保持一定的正压,不同等级的洁净室之间、洁净区和非洁净区之间的压力差不小于 0.5 mmHg,洁净区与室外压力差应不小于 1 mmHg。

4. 100 级洁净室换风量不小于 50 次/h,1000 级不小于 15 次/h。为保证工作人员足够氧通量应适当向室内送新鲜空气,送风量不超过 25%,并通过空气净化系统输送至洁净室。

(二)日常维护、清洁与消毒

1. 洁净室(区)的日常维护可以在建筑单位的指导下实施或委托专业单位进行

(1)保持进气的三级过滤装置(初效、中效与高效)的气流畅通无阻。

(2)保持管道内干燥无尘。

(3)保持回风口滤网畅通无尘,无物品或设备阻挡。

(4)室外排风口应与室外进风口的距离保持5 m以上,离地面3 m以上。

(5)过滤装置的更换与管道的清洁间隔时间应根据使用频率而定,最好是在建筑单位的指导下,制定有关标准操作规程,并有记录备查。通常初效过滤网、回风口过滤网应每1~2周清洁一次,中效过滤网应6~12个月清洁或更换1次,高效过滤网2~3年更换1次,清洁顺序从上到下,由内到外,由上风口到回风口,确保空气净化质量。

2. 控制"尘源"

(1)凡进入洁净区的人员应做手卫生,更换拖鞋,戴口罩、帽子,穿洁净服。

(2)控制入室人员的数量,每次不得超过3人,无关及不在班人员一律禁止入室。争取每次入室把治疗、护理一次完成。人员避免大幅度的肢体运动与抖动各类织物,以减少扬尘。

(3)吸烟者应在吐完最后一口烟15 min后,方可进入洁净室(区)。

(4)进入物品均应在洁净室外做相应处理,如有外包装应拆去外包装,如无包装应彻底清洁处理。

(5)保证通风过滤净化系统持续运转,始终处于正压状态,中途不得间断,所有通道禁止同时开启两扇门,以免造成气流紊乱或室外污染空气流入。严禁患者自行走出层流仓,直至患者搬出层流仓。

（6）洁净室内只允许放置必需的设备设施或家具等,桌柜等用具不宜雕刻花纹,以免细菌滋生,油漆要耐水;物品摆放要避开回风口,尽量做到送风口与回风口的直线中无任何阻挡。

（7）各房间要保持整洁,地面、墙面、物体表面每日擦洗。

3. 保洁工作　保洁工作用品进行统一的发放、回收、清洗与消毒,按照"一室一巾一拖"配置数量发放原则进行发放,对使用后的地拖与消毒巾全部回收后,进行清洗、消毒、干燥。清洁区、半清洁区、污染区的地拖用颜色区分,不得混用。

（1）日常卫生应实行湿式卫生。

（2）洁、污用具应分开使用。一切物品必须遵守规定的线路和要求,不得擅自更改,洁、污物品线路应分开。

（3）各种物品定点存放,数量固定,专人负责,以方便使用及清点更换。临时入仓的物品,须高压蒸汽灭菌或微波灭菌,也可采用碘伏浸泡或擦拭灭菌,戴无菌手套送入。

（4）消毒隔离衣与工作衣裤每天更换、清洗、消毒,消毒后的工作衣裤与准备换洗的衣物分别固定放在无菌区与污染区,并做好标志。

（5）定期对更衣室进行卫生整顿,保持室内清洁卫生,室内空气消毒 1 次/日,室内表面用 0.1% 含氯消毒液擦拭 1 次/日。

（6）听诊器、血压计、雾化吸入器等小型医用仪器,经含0.1% 肝炎净擦拭,然后用无菌法传入病室。

（7）患者用过的污染物如衣物、被褥等,放入一次性塑料袋内,系好袋口,注明物品,从污物口递出,送清洗间有针对性的消毒处理。患者呕吐物、排泄物,留标本记录后放入一次性污物袋内从污物口送出。患者及工作人员的废弃物直接放入一次性塑料袋内,从污物口传出。注意避免交叉感染。

(8)患者所用便器,经清水刷洗干净后,完全浸泡于 0.5% 肝炎净中 30 min。

(9)拖鞋用 0.05% 肝炎净浸泡 30 min,每天更换。

(10)医疗垃圾应丢入专用收集箱内,实行"隔离转移"措施。

4. 被血液或排泄物污染地面的处理 地面等处被血液或排泄物污染时,不应直接使用拖把进行清理,应采取"覆盖消毒"措施。

(1)采用蘸有消毒溶液(以不流通为宜)的布类或多层纸巾覆盖污染物(消毒液容量不足时可以随时滴加)。

(2)采用蘸有同样消毒溶液的布类或纸巾,由污染物外四周 2 m 处向内擦抹。

(3)消毒作用达到有效时间(30 min 以上)后,将所有使用过的布类或纸巾包裹污染物丢弃。

(4)采用清水清洁卫生。

消毒剂可根据污染物性质进行选择,如血液推荐使用 75% 乙醇溶液;呕吐物等建议选用有效氯浓度为 5000 mg/L 的含氯消毒剂溶液;对设备仪器表面的消毒可选用 75% 乙醇溶液擦拭。

三、患者的管理

患者入室前 7 天开始口服肠道抗生素,必须全面身体检查,包括口腔、鼻、耳、眼、皮肤、肛周及有潜在感染的部位,清除易感染部位的局部病灶,如治疗龋齿、疖肿等,可减少内源性感染的机会。修剪(趾)甲、理发、清洁灌肠,使用1:2000氯己定药浴,更换无菌衣裤、鞋、帽,戴无菌口罩,然后进入100级层流病室。

(一)五官洁净无菌护理

每日3~4次,顺序为眼、耳、鼻、口咽。

1. 眼、耳、鼻护理　用氯霉素、利福平滴眼液交替滴眼,1:2500洗必泰酒精清洁外耳道,氯霉素滴眼液清洁鼻腔。

2. 口腔护理　常规生理盐水及口泰液漱口清洁口腔,预防疱疹病毒感染。放化疗预处理后常合并口腔黏膜炎及腮腺炎,发生口腔黏膜水肿、溃疡、腮腺肿大及唾液分泌减少,此时应根据口腔病情进行护理。黏膜水肿严重但未破溃时,选用高渗盐水漱口可减轻水肿。发生口腔溃疡后,可进行紫外线或微波局部理疗,同时进行细菌培养,依据药敏试验选择适当的抗生素液漱口,疑有霉菌感染时,局部可涂1%龙胆紫,必要时可用二性霉素B液含漱或喷雾。在血小板低于 20×10^9/L、白细胞低于 1.0×10^9/L 时不宜用牙刷刷牙,需用无菌棉球进行洁齿。

(二)躯体清洁消毒护理

用1:2500洗必泰液床上擦浴,每日一次,一般用4块经药液浸泡的方巾分头面和颈部、躯干和上肢、外阴和肛门、臀部和下肢4个部分各一块顺序擦浴,防止交叉感染。

(三)肛门及外阴护理

常规1:2500洗必泰或1:5000高锰酸钾溶液,每日一次便后坐浴,时间 10 min,在发生外阴湿疹时,同时冲洗外阴,保持干燥。在全身放疗后,部分患者并发放射性肠炎,严重者可发生大便失禁,应加强肛门护理,可涂氧化锌软膏保护肛周皮肤,如有皮肤破溃,局部涂 1% 龙胆紫,并用紫外线或微波理疗。

(四)饮食护理

饮食均需经高压或微波炉灭菌,进无菌饮食,水果必须消毒后用无菌刀削皮后食用。放化疗预处理后有严重胃肠道反应及放射性肠炎的患者,应适当禁食,病情好转后逐渐恢复流质、半流质饮食,SCT 过程中患者宜食清淡、营养丰富、易消化食物。

(五)加强患者消毒隔离宣教

使患者认识无菌隔离的重要性及可能出现的问题,熟悉无菌环境和内外联系的方法。

(六)饮用水

所有用水均须煮沸后使用,即任何时候不能用冷水。

(七)转出

患者转出层流室时应考评有无发生与环境因素明显相关的医院感染或其他并发症。

四、工作人员的管理

1. 科室加强专业技术人员培训,消毒隔离制度、层流设备的性能与正确使用、维护方法等,通过上述培训,考核合格后方可进入层流病房内独立上岗,以保证层流病房的洁净度。

2. 在层流病房工作的医务人员身体健康,无感冒等呼吸道感染及其他传染性疾病,定期做咽部及鼻前庭的拭子细菌培养。注意个人卫生及无菌观念,勤剪指甲,禁止留长指甲。

3. 进出层流病房时必须遵循规定的分区路线和要求,必须按程序及要求进入,不得擅自改变。

4. 入室前自觉执行自身净化程序,更换无菌衣帽、鞋套,佩戴无菌口罩、手套;进入百级层流无菌病房时,需更换消毒拖鞋、穿无菌隔离衣、佩戴无菌口罩、手套、帽子。戴眼镜人员须用75%乙醇消毒眼镜。

5. 入室后不允许手接触头颈部,严格执行无菌操作和各项消毒隔离制度,一切治疗严格执行无菌操作,尤其要做好静脉导管护理,掌握污染时的应急处理措施,确保层流病房净化效果及工作质量。

6. 非本室工作人员不得进入无菌层流室,如有麻醉医生或会诊医生进入,须有科室工作人员陪伴、讲解、指导入室,执行无菌操作原则。不得戴挎包、衣物进入单元内;不得穿无菌衣离开单元,严禁在单元内会客。

7. 工作人员的双手是移植层流病房细菌交叉感染的主要来源,除严格手卫生外,需戴无菌手套后方可接触百级无菌病室的物品。

8. 严格执行消毒隔离制度和各项技术操作规范,确保层流病房净化效果及工作质量。按规定进行微生物的监测并认真做好记录,对存在的问题提出整改意见。定期监测各种参数,确保符合标准。

9. 按计划规定时间,统一方法系统进行环境、物品、空气监测,按规章制度执行监测(医护人员的手、口咽部以及各种消毒液浓度等),对患者体内外消毒效果进行监测(体表、体液、分泌物、排泄物)。科室感染监控人员定期检查环境消毒灭菌措施落实情况。

10. 所有人员离开病区时脱下隔离服,并放到指定的地点。

五、探视人员的管理

1. 探视时需征求层流病房工作人员的同意,不得随意进入病区;应在工作人员的指导下进出病区。

2. 每次探视人员不超过 2 人,患有呼吸道传染病或其他传染性疾病的人员,一律谢绝探视。

3. 探视人员需进行手卫生后、更换隔离衣、戴一次性口罩、帽子、鞋套后,方可在护士引导下进入探视区。

4. 探视时必须使用探视专用通道,不得与医护人员使用的通道交叉。

5. 探视人员带入物品,一律经含氯消毒纸巾擦拭物体表面后方可带入探视区。

6. 探视时应安慰、鼓励患者,安心养病、配合治疗,勿谈论影响患者情绪的刺激性语言。

7. 不具备探视外走廊时,探视人员应使用对讲设备与患者交谈。

六、卫生学监测的内容及方法

(一)启用前的监测

层流病房投入运行前,应当经有资质的工程质检部门进行综合性能全面评定,并作为基础材料存档。然后,由医院感染控制科进行监测。监测前对环境进行全面的清洁与消毒,LAFR 内外墙板、台面、门窗及地面、物品表面均采用 0.1% 含氯消毒液擦拭,进入病室所有物品包括被褥、衣服、用品等用高压蒸汽灭菌或环氧乙烷消毒。监测前开机净化 30~60 min,然后依次测量风速、静压差、空气尘埃粒子、空气浮游菌和沉降菌及物品表面的细菌培养,各项指标均应符合层流病房洁净度要求。

(二)日常监测

对使用中的层流病房的层流装置运行状态和环境卫生学进行监测,以保证层流病房运行良好。

1. 层流病房质量评价及监测工作的要求

(1)层流病房实行日常动态监测,必测项目为空气沉降菌、回风口细菌动态监测、医务人员手等,检测方法和标准符合相关规定。

(2)每天可通过净化自控系统进行机组监控并记录,发现问题及时解决。

(3)每月对非洁净区域局部净化送、回风口设备进行清洁状况的检查,发现问题及时解决。

（4）每月对各级别层流病房至少进行1间静态空气净化效果的监测并记录。

（5）每半年对层流病房进行一次包括尘埃粒子、高效过滤器的使用状况、测漏、零部件的工作状况等在内的综合性能全面评定，监控并记录。

（6）每半年对层流病房的正负压力进行监测并记录。

2. 空气沉降菌

所有采样检测均在层流净化系统连续运行1 h后进行。空气采样方法、布点数量及结果评价按医院洁净手术部建筑技术规范GB50333－2002执行。具体方法是用直径9 cm的普通营养琼脂平板暴露30 min，然后将采样平板置36℃±1℃恒温箱培养48 h，计数菌落数。

计算公式

$$空气中菌落的平均数（cfu／皿·暴露时间）= \frac{平皿细菌菌落总数}{平皿数}$$

3. 物体表面

物体表面采样是用无菌棉拭子沾湿生理盐水，在10 cm×10 cm面积上行涂抹采样，将采样棉拭子放入装有10 ml采样液的试管中，进行活菌计数培养。

计算公式

$$物体表面菌落总数（cfu/cm^2）= \frac{细菌菌落总数×10（洗脱液稀释倍数）}{平皿数×100（采样面积 cm^2）}$$

4. 医务人员手卫生监测

手卫生采样方法是被检者五指并拢，用浸有相应中和剂的无菌洗脱液浸湿的棉拭子在双手指屈面从指根到指端往返涂擦

2 次,一只手涂擦面积约 30 cm²,涂擦过程中同时转动棉拭子;将棉拭子接触操作者的部分剪去,投入 10 ml 含相应中和剂的无菌洗脱液试管内,及时送检。

手卫生消毒效果的判定标准遵循 WS/T313 中外科手消毒卫生标准。细菌菌落总数应≤5 cfu/cm²。

计算公式:

$$细菌总数(cfu/cm^2) = \frac{平板上菌落数 \times 稀释倍数}{采样面积(cm^2)}$$

5. 患者体表部位的监测

患者入层流洁净室前进行清洁护理,进入层流室后对各部位采样,进行细菌培养。

(1)洁龈:入层流室前一周,口腔护理 1~2 次/日。

(2)肠道清洁消毒:入室前三日用 10% 甘露醇 125~250 ml顿服导泻,进食无菌或低菌饮食,口服肠道消毒药物。

(3)躯体清洁:药浴前剃光全身各部位毛发,修剪指甲,清洁淋浴。

(4)药浴:患者于 1:2500 洗必泰液中浸泡 30 min,注意擦拭皮肤皱褶处,同时清洁鼻腔,以 1:2500 洗必泰酒精清洁外耳道,生理盐水或口泰漱口,氯霉素眼药水滴眼。药浴完后穿双层无菌隔离衣、裤及布袜、戴无菌口罩及无菌帽,入层流病房。

(5)入层流室后做各部位细菌培养进行监测。

第四章

手卫生管理

国外研究表明通过加强手卫生,可降低40%的医院感染,降低30%~40%的耐药菌感染。国内有学者研究发现,加强手卫生,可使外科ICU的呼吸机相关性肺炎从27‰降低到17‰。

一、手卫生管理制度

1. 在科室主任、护士长领导下严格执行手卫生规范。科室感染监控小组严格督查科室人员手卫生执行情况,并进行讲评指导和奖罚。

2. 科室组织人员定期进行手卫生知识的培训并组织考试。使科室人员掌握手卫生知识和正确的手卫生方法,以及使用速干手消毒指征,保障洗手与手消毒的效果。

3. 科室必须配备有效、便捷的手卫生设施。设置包括数量充足的洗手池、水龙头、皂液、手消毒剂、干手纸巾,产品要在有效期内使用。

4. 医务人员应掌握7个重要的手卫生指征:

(1)接触患者前。

(2)进行清洁(无菌)操作前。

（3）接触体液后。

（4）接触患者后。

（5）接触患者周围环境后。

（6）主任大查房。

（7）进出监护病房和隔离病房前后。

5. 在下列情况时应先洗手，再进行卫生手消毒：

（1）接触患者的血液、体液和分泌物以及被传染性致病微生物污染的物品后。

（2）直接为传染病患者进行检查、治疗、护理或处理传染病患者污物之后。

6. 工作人员禁止佩戴假指甲、首饰等装饰品，保持指甲和指甲周围组织的清洁。

7. 科室配备计时装置、洗手流程，医务人员遵照并掌握六部洗手法进行洗手或卫生手消毒，认真揉搓双手至少 15 s，应注意清洗双手所有皮肤。

8. 外科手消毒应遵循以下原则：

（1）先洗手，后消毒。

（2）不同患者手术之间、手套破损或手被污染时，应重新进行外科手消毒。

9. 手消毒效果应达到相应要求：

（1）卫生手清毒，监测的细菌菌落总数应 $\leqslant 10 \ cfu/cm^2$。

（2）外科手消毒，监测的细菌菌落总数应 $\leqslant 5 \ cfu/cm^2$。

二、医务人员洗手流程

(一)卫生手洗手流程

1. 在流动水下,使双手充分淋湿。

2. 取适量肥皂(皂液),均匀涂抹至整个手掌、手背、手指和缝。

3. 认真揉搓双手至少 15 s,应注意清洗双手所有皮肤,包括指背、指尖和指缝,具体揉搓步骤为:

(1)掌心相对,手指并拢,相互揉搓。

(2)手心对手背沿指缝相互揉搓,交换进行。

(3)掌心相对,双手交叉指缝相互揉搓。

(4)弯曲手指使关节在另一手掌心旋转揉搓,交换进行。

(5)右手握住左手大拇指旋转揉搓,交换进行。

(6)将五个手指尖并拢放在另一手掌心旋转揉搓,交换进行。

在流动水下彻底冲净双手,擦干,取适量护手液护肤。

(二)手消毒的方法

1. 取 1.5~2 ml 速干手消毒剂于掌心。

2. 严格按照六步洗手法的揉搓步骤进行揉搓,时间大于 15 s。

3. 揉搓时保证手消毒剂完全覆盖手部皮肤,直至手部干燥。

（三）外科手刷手流程

清洗双手、前臂及上臂下 1/3，消毒时，应将适量的手消毒剂认真揉搓至双手的每个部位、前臂和上臂下 1/3，充分揉搓 2～6 min，用洁净流动水冲净双手、前臂和上臂下 1/3，用无菌巾彻底擦干；如果使用免洗手消毒剂，取大约 6 ml 以上快速手消液，充分揉搓至消毒剂干燥，即完成外科手消毒。

1. 具体步骤

（1）洗手之前应当先摘除手部饰物，并按要求修剪指甲。

（2）取适量的肥皂或者皂液刷洗双手、前臂和上臂下 1/3，清洁双手时，应清洁指甲下的污垢。

2. 刷手流程

（1）用无菌手刷接皂液按六部洗手法刷洗双手及前臂，按指尖、手腕、肘部顺序开始刷手到肘上 10 cm。

（2）刷洗时把每侧分成指尖到手腕、从手腕到肘及肘上臂三个区域依次刷洗，每一区域的左、右侧手臂交替进行。

（3）刷手时注意甲缘、甲沟、指缝等处。

（4）刷完一遍，指尖朝上肘朝下，用清水冲洗手臂上的皂液。

（5）换无菌手刷同上步骤在刷洗第二、三遍。

（6）刷手过程共 10 min。

3. 流动水冲洗双手、前臂和上臂下 1/3。

4. 使用清洁毛巾彻底擦干双手、前臂和上臂下 1/3。

三、手卫生监测的方法

(一)采样时间

在接触患者和从事医疗活动前进行采样或消毒后立即采样（皮肤黏膜）。

(二)采样面积及方法

采样用棉拭方法,被检人五指并拢,用浸泡有相应中和剂的无菌脱液的棉拭子在手指屈面从指根到指端往返涂擦 2 遍,每只手采样面积约为 30 cm^2,并随之转动棉拭子,剪去操作者手接触部位,将棉拭子投入 10 ml 含相应中和剂的无菌洗脱液试管内,立即送检。

(三)检测方法

1. 细菌总数检测。
2. 致病菌检测,如大肠埃希菌、金黄色葡萄球菌、铜绿假单胞菌、溶血性链球菌、沙门菌等。

四、医务人员手卫生依从性的稽查

按照手卫生依从性稽核表（表 4-1）的内容,不定期对医务人员手卫生依从性进行稽查,并对每次稽查情况进行记录,针对发现的问题,提出整改意见,并进行手卫生持续质量改进总结,见表 4-2。

表 4 -1　手卫生稽核表

日期	科室	姓名	无菌操作				分泌物			接触患者及物品		手卫生用品	检查者	得分
			口罩	帽子	操作前	操作后	接触前	接触后	手套	接触前	接触后			

表4-2 手卫生持续质量改进

感染质量持续改进情况稽查总结
<div align="center">手卫生督察情况</div>
监测时间:
监测内容: 监测时机:
监测科室: 　监测结果:合格人数_____人 　　　　本月手卫生依从性平均值_____ 　　　　(计算方法:手卫生合格人数/检查的总人数)
存在的共性问题: 1. 2.
整改措施: 1. 2.
总结:

第五章

肿瘤专科医院感染
危险因素预防

肿瘤患者因治疗常需要留置大静脉导管,某些肿瘤患者术后需要留置尿管,全麻手术后患者需要短期的呼吸机辅助治疗,以及肿瘤切除术及清扫术,都是肿瘤患者发生感染的危险因素。下面将分别进行关于危险因素感染的预防与控制的讨论。

一、导管相关性血流感染的预防与控制

研究发现,当中心静脉导管(CVC)植入24 h后,导管即会被纤维蛋白鞘包绕,纤维蛋白可以成为细菌等微生物进行繁殖的场所。随着患者CVC留置时间的延长及CVC管腔的增多,不仅增加了细菌进入机体的途径,同时增加了对机体的刺激,使机体长期处于应激状态,免疫功能随之下降,进而明显增加了患者发生感染的风险。在临床护理工作中,需要对患者的局部皮肤进行必要的护理。要密切观察患者穿刺局部有无红肿等炎性反应,并每日对局部皮肤进行消毒处理,以3M透明膜对穿刺部位进行覆盖,避免感染的发生。同时要严密监测患者体温的变化,

特别是当患者无明显诱因体温上升时,需要考虑 CVC 感染的发生。肿瘤科 CVC 感染的发生与导管留置的时间长、导管管腔多存在密切的相关性,是其发生的独立危险因素,在临床护理过程中,对皮肤进行严格的局部护理,可以避免感染的发生,促进患者的康复。

(一)置管前的预防控制措施

1. 严格掌握置管指征,避免滥用。

2. 根据患者特点选择合适的导管可以降低感染的危险性,如导管的材质、孔数、含抗菌药物的导管或肝素化导管。

3. 选择合适插入部位能降低感染危险性。选择导管插入部位应考虑患者因素、机械并发症的相对危险性、感染的危险性、导管置入的部位以及影响发生导管相关血流感染的危险性。

(二)置管时的预防控制措施

置入中心血管通路装置,应该使用以循证为基础的一系列干预措施,如手卫生、使用最大化无菌屏障预防措施、含葡萄糖酸洗必泰的使用(作为皮肤杀菌剂)、穿刺点的最佳选择、中心血管通路装置必须每日进行评估等措施,以减少中心静脉导管相关血管感染的风险。

1. 深静脉置管时应遵守最大限度的无菌屏障要求。插管部位应铺大无菌单。操作人员应戴帽子、口罩,穿无菌手术衣。

2. 严格按照《医务人员手卫生规范》,执行外科手并戴无菌手套,尽量避免接触穿刺点皮肤。置管过程中手套污染或破损应立即更换。

3. 选择合适的静脉置管穿刺点,成年人中心静脉置管时,首选锁骨下静脉,次选颈静脉,尽量避免使用股静脉。

4. 置管使用的医疗器械、器具等医疗用品和各种敷料必须达到灭菌水平。

5. 采用卫生行政部门批准的皮肤消毒剂消毒穿刺部位皮肤,宜采用2%氯己定醇制剂消毒穿刺点皮肤。自穿刺点由内向外以同心圆方式消毒,消毒范围应超过 10 cm × 10 cm。消毒后皮肤穿刺点应当避免再次接触。皮肤消毒待干后,再进行置管操作。

6. 置管患者应戴好口罩和帽子。患疖、湿疹等皮肤病或感冒、流感等呼吸道疾病,以及携带或感染多重耐药菌的工作人员,在未治愈前不应进行插管操作。

7. 宜选用内层含有抗菌成分的导管。

8. 置管易选择在处置室,如患者行动不便也应清理周围环境。

(三)置管后的预防控制措施

置管后应加强对导管相关性血流感染的预防控制,具体措施如下:

1. 应尽量使用无菌透明、透气性好的敷料覆盖穿刺点,对于高热、出汗,穿刺点出血、渗出的患者应当使用无菌纱布覆盖。

2. 应当定期更换置管穿刺点覆盖的敷料。更换间隔时间为:无菌纱布为 2 天 1 次,无菌透明敷料为每周 1~2 次,如果纱布或敷料出现潮湿、松动、可见污染时应立即更换。

3. 医务人员接触导管接口或更换敷料时,应进行严格的手卫生,并戴检查手套,但不能以手套代替手卫生。

4. 保持导管连接端口的清洁,注射药物前,应当用75%乙醇或含碘消毒剂进行消毒,待干后方可注射药物。如有血迹等污染时,应当立即更换。

5. 告知置管患者在沐浴或擦身时,应当注意保护导管,不要把导管淋湿或浸入水中。

6. 在输血、输入血制品、脂肪乳剂后的24 h内或者停止输液后,应当及时更换输液管路。外周及中心静脉置管后,应当用生理盐水或肝素盐水进行常规冲管,预防导管内血栓形成。

7. 严格保证输注液体的无菌。

8. 紧急状态下的置管,若不能保证有效的无菌原则,应当在48 h内尽快拔除导管,更换穿刺部位后重新进行置管,并做相应处理。

9. 怀疑患者发生导管相关感染,或者患者出现静脉炎、导管故障时,应当及时拔除导管,必要时应当进行导管尖端的微生物培养。

10. 医务人员应当每天对留置导管的必要性进行评估。不需要时应当尽早拔除导管。

11. 导管不宜常规更换,特别是不应当为预防感染而定期更换中心静脉导管和动脉导管。

12. 中心血管通路装置必须每日进行检查,以减少中心静脉导管相关的血管感染的风险。

13. 每日对大静脉置管患者进行稽查是一项切实可行的措施。稽查人员每日深入病房,查看每一位实施了大静脉置管的患者,按中央静脉置管稽查表内容逐项进行检查,发现问题,及时督促医务人员改进(表5-1)。

14. 明确规定继续使用 CVC 的指征和拔出 CVC 的指征(见表5-2),要求临床医生和稽查人员每日监测,尽量早日拔管,并且认真将统计数字和细菌培养结果填写在表5-3中。

15. 每月对各病区静脉导管使用进行汇总(表5-4),并进行导管感染病案分析,总结教训,改进防控措施。

(四)血标本的采集及送检

1. 患者出现以下临床表现,或同时具备以下几种临床表现时应采集血,进行培养:

(1)发热(≥38℃)或低温(≤36℃)。

(2)寒战。

(3)白细胞增多($>10 \times 10^9/L$,特别有"核左移"时)。

(4)粒细胞减少(成熟的多形核白细胞 $<1 \times 10^9/L$)。

(5)血小板减少。

(6)皮肤、黏膜出血。

(7)昏迷。

(8)多器官衰竭。

(9)血压降低。

(10)呼吸加快。

表5-1　中央静脉置管稽查表

中央静脉置管稽查表

日期	科室	患者姓名	操作者	置管类别			置管时间	置管					换药				日评估单		患者体温	血培养结果	检查日期	检查者
				PICC	锁骨下静脉	股静脉		手卫生		无菌屏障	个人防护	无菌操作	置管地点	手卫生		换药频次	无菌换药包	已评估	未评估				
								操作前	操作后					操作前	操作后								

表5-2　继续使用 CVC 的指征和拔出 CVC 的指征

继续使用 CVC 的指征	拔出 CVC 的指征
预计持续输液	穿刺点局部有红、肿、渗液
输注正性肌力药物或升压药	静脉导管有污染破损
进行 CVC 或 pa 检测	有存在菌血症表现
外周静脉输液困难	血培养呈阳性表现
血液净化	不需要继续使用
全胃肠外营养	患者出院死亡

表5-3　CVC 统计和细菌学培养结果记录表

日期	CVC 保留人数	CVC 拔出人数	CVC 总数	感染人数		
				患者姓名	血培养结果	导管培养结果

表 5 - 4 静脉导管监测每月汇总报表

病 区:_____

监测周期:从_____到_____

插管总人数:_____

导管天数:_____

患者天数:_____

导管相关性感染人数:_____

导管千日感染率:_____

报告人:_____

导管感染质量分析记录

主讲人: 参会人: 记录人:

2. 几种特殊情况

(1)可疑新生儿败血症时,除发热或低温外,很少培养出细菌,应增加尿液和脑脊液培养。

(2)老年菌血症患者可能不发热或不低温,如伴有身体不适、肌痛或中风,可能是感染性心内膜炎,也应采取血进行培养。

3. 标本采集方法

(1)保持手卫生。

(2)准备血培养瓶:检查血培养瓶有效期、有无渗漏、是否破裂、是否污染、培养液是否清澈。

(3)皮肤消毒程序:

①75%乙醇擦拭静脉穿刺部位待 30 s 以上。

②用一根碘酊或聚维酮碘(碘伏)棉签消毒皮肤,1%~2%碘

酊作用30 s或聚维酮碘作用60 s,从穿刺点向外以1.5~2 cm直径画圈进行消毒。

③75%乙醇脱碘。对碘过敏的患者只能用75%乙醇消毒,消毒60 s,待穿刺部位乙醇挥发干燥后穿刺采血。

(4)血培养瓶消毒程序:

①用75%乙醇消毒血培养瓶橡皮塞子。

②乙醇作用60 s。

③在血液注入血培养瓶之前,用无菌纱布或棉签清除橡皮塞子表面剩余的乙醇,然后注入血液。

(5)抽取血标本:用注射器无菌穿刺取血后,勿换针头(如果行第二次穿刺或用头皮针取血时,应换针头)直接注入培养瓶内,先注入厌氧培养瓶,避免注入空气,然后注入需氧培养瓶,轻轻混匀以防血液凝固。

4. 注意事项

(1)条形码需注明患者姓名、ID号、年龄、性别、采血具体时间和部位、检验单上需注明临床诊断、抗菌药物使用情况等基本信息。

(2)严格无菌操作,静脉穿刺部位皮肤消毒后,待0.5~1 min消毒剂挥发干后再行穿刺。

(3)应尽可能在抗菌治疗前和预计发热期前0.5~1 h采血,若热型不稳定,应在发热初期尽快采血。已经使用抗菌药物可能对细菌生长有影响,如病情允许应停药2 d采血,或使用含抗生素吸附剂的专用培养瓶。怀疑为细菌性脑膜炎应在发热的头1~2 d,怀疑为伤寒应在发热第1周内,怀疑为布鲁菌病应在预期发热前取血:经培养 24～48 h 如未见细菌生长,应再连续取血两次。

(4)采血部位通常为肘静脉,疑为细菌性心内膜炎时以肘动脉或股动脉采血为宜,切忌在静滴抗菌药物的静脉处采血。除非怀疑有导管相关的血流感染,否则不应从留置静脉或动脉导管取血,因为导管易被皮肤正常菌群污染。

(5)细菌性心内膜炎:在 24 h 内取血 3 次,每次间隔不少于 30 min;必要时次日再做血培养 2 次。

(6)采血量:

①成人:推荐每个血培养瓶应加的血量为 15～20 ml,血液和肉汤比为 1:5～1:10(体积:体积)。

②儿童:因很难获得大量的血液,一般静脉采血 1～5 ml 用于血培养。

采血量不足影响细菌的生长,平均 1～3 ml 血液中仅有 1 个细菌,血液的培养量每增加 1 ml,阳性率增加 0.6%～4.7%,平均 3.2%。人体血液内包含各种抑制细菌生长的因子或抗生素,注入血液太多可能会抑制细菌的生长。

(7)立即送检,一般不超过 2 h。如不能及时送检,应放在室温,切忌放在冰箱内冷藏或冷冻。

(8)假阴性结果原因:输液处采血、采血量不足、血液凝固、大剂量使用抗生素后、大剂量使用激素后。

(五)可疑管路败血症的标本留取

1. 用药前或发热前半小时采血。

2. 严格执行无菌技术。

3. 至少收集厌氧和需氧 2 套血培养瓶,血量为 12～20 ml。

4. 两份血标本:同时采集中心静脉血标本和外周静脉血标本。

5. 管路败血症疑似患者标本留取应遵循正确的留取流程。见图 5 – 1。

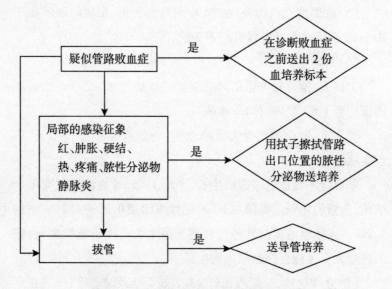

图 5 – 1　疑似管路败血症的标本留取流程

6. 当存在导管感染局部症状时

(1)如果有脓,取导管出口处拭子进行培养。

(2)拔除导管,无菌剪刀剪导管尖端和皮下导管 3～5 cm 送检。

(3)将导管尖端放入无菌容器送检进行半定量培养。

（六）循证医学不推荐的预防措施

1. 对拔出的导管尖端进行常规细菌培养。

2. 在穿刺部位局部涂含抗菌药物的药膏。

3. 常规使用抗感染药物封管来预防 CR – BSI。

4. 全身用抗菌药物预防 CR – BSI。

5. 为了预防感染而定期更换中心静脉导管和动脉导管。

6. 为了预防感染而常规通过导丝更换非隧道式导管。

7. 常规在中心静脉导管内放置过滤器预防 CH – BSI。

二、尿管相关性感染的预防与控制

（一）置管前的预防控制措施

1. 严格掌握留置导尿管的适应证,应避免不必要的留置导尿。

2. 仔细检查无菌导尿包,如有过期、外包装破损、潮湿现象不应使用。

3. 根据年龄、性别、尿道情况选择合适大小、材质等的导尿管,最大限度降低尿道损伤和尿路感染。

4. 对留置导尿管的患者,应采用密闭式引流系统。

5. 告知患者留置导尿管的目的,配合要点和置管后的注意事项。

（二）置管时的预防控制措施

1. 医务人员要严格按照《医务人员手卫生规范》,认真洗手后,戴无菌手套实施导尿术。

2. 严格遵循无菌操作技术原则留置导尿管,动作要轻柔,避免损伤尿道黏膜。

3. 正确铺无菌巾,避免污染尿道口,保持最大的无菌屏障。

4. 充分消毒尿道口,防止污染。要使用合适的 0.05%~0.1% 的聚维酮碘(碘伏)棉球消毒尿道口及其周围皮肤黏膜,棉球不能重复使用。

(1)男性:先洗净包皮及冠状沟,然后自尿道口、龟头向外旋转擦拭消毒,注意擦净包皮及冠状沟。

(2)女性:先按照由上至下,由内向外的原则清洗外阴,然后清洗并消毒尿道口、前庭、两侧大小阴唇,最后会阴、肛门。

5. 导尿管插入深度适宜,插入后,向水囊注入 10~15 ml 无菌水,轻拉尿管以确认尿管固定稳妥、不会脱出。

6. 置管过程中,指导患者放松,协调配合,避免污染,如尿管被污染应当重新更换尿管。

(三)置管后的预防控制措施

1. 妥善固定尿管,避免打折、弯曲,保证集尿袋高度低于膀胱水平,避免接触地面,防止逆行感染。

2. 保持尿液引流装置密闭、通畅和完整。活动或搬运时夹闭引流管,防止尿液逆流。

3. 应当使用个人专用的收集容器及时清空集尿袋中尿液。清空集尿袋中尿液时,要遵循无菌操作原则,避免集尿袋的出口触碰到收集容器。

4. 留取少量尿标本进行微生物病原学检测时,应当消毒导尿管后,使用无菌注射器抽取标本送检。留取大量尿标本时(此法不能用于普通细菌和真菌学检查),可以从集尿袋中采集。避免打开导尿管和集尿袋的接口。

5. 不应当常规使用含消毒剂或抗菌药物的溶液进行膀胱冲洗或灌注以预防尿路感染。

6. 应当保持尿道口清洁,日常用肥皂和水保持清洁即可,大便失禁的患者清洁后还应当进行消毒。留置导尿管期间,应当每日清洁或冲洗尿道口。

7. 患者沐浴或擦身时应当注意对导管的保护,不应当把导管浸入水中。

8. 长期留置导尿管患者,不宜频繁更换导尿管。若导尿管阻塞或不慎脱出,以及留置导尿装置的无菌性和密闭性被破坏时,应当立即更换导尿管。

9. 患者出现尿路感染时,应当及时更换导尿管,并留取尿液进行微生物病原学检测。

10. 每天评估留置导尿管的必要性,不需要时尽早拔除导尿管,尽可能缩短留置导尿管时间。

11. 对长期留置导尿管的患者,拔除导尿管时,应当训练膀胱功能。

12. 医护人员在维护导尿管时,要严格执行手卫生。

13. 长期留置导尿管患者,没有充分的证据表明定期更换导尿管可以预防导尿管相关感染,不提倡频繁更换导尿管。建议更换频率为导尿管 1 次/2 周,普通集尿袋 2 次/周,精密集尿袋 1 次/周。

14. 每日对保留尿管患者进行稽查是一项切实可行的措施。稽查人员每日深入病房,按留置尿管感染患者记录表(表5－5),走访每一位实施了保留尿管的患者,发现问题,及时督促医务人员改进(表5－6)。

表5－5　留置尿管感染患者记录表

留置尿管感染患者记录表						
日期	是否保留	是否拔出	是否更换	感染患者		
				患者姓名:	床号:	导尿培养结果:

表5-6 预防留置导尿管患者感染稽核表

科室	姓名	床号	收集尿袋(1次/3 d)	密闭尿袋(1次/7 d)	会阴擦洗(2次/d)	体温	尿液夹闭(1次/4 h)	膀胱冲洗按医嘱	测量尿量用具消毒	留取标本正确	中段尿培养菌	感染时间	床单位清洁	手卫生时机	留置时间	日评估已评估	评单未估

15. 明确规定继续使用尿管的指征和拔出尿管的指征(表5-7),要求临床医生和稽查人员每日进行评估,尽量早日拔管。

表5-7 继续使用尿管的指征和拔出尿管的指征

继续使用尿管的指征	拔出尿管的指征
是否需要监视每小时尿量	可自主排尿
是否需要监视24 h尿量	导尿管阻塞
是否需要膀胱冲洗等治疗	导尿管或尿袋破裂
是否有血尿	尿路感染征兆
是否存在尿失禁	
是否存在骶尾部褥疮	
术后预防感染需要,会阴部黏膜损伤	

16. 每月对各病区导尿管使用进行汇总(表5-8),并进行导管感染病案分析,总结教训,改进防控措施。

表5-8 留置尿管监测每月汇总报表

病　　区:_____

监测周期:从_____到_____

留置尿管总人数:_____

留置天数:_____

患者天数:_____

尿管相关性尿路感染人数:_____

尿管千日感染率:_____

报告人:_____

尿管感染质量分析记录

主讲人:　　　　　参会人:　　　　　记录人:_____

（四）尿培养标本的采集及送检

1. **标本采集指征**

（1）有典型的尿路感染症状。

（2）肉眼脓尿或血尿。

（3）尿常规检查表现为白细胞和（或）亚硝酸盐阳性。

（4）不明原因的发热，无其他局部症状。

（5）留置导尿管的患者出现发热。

（6）膀胱排空功能受损。

（7）泌尿系统疾病手术前。

2. **标本采集方法**

（1）无留置尿管患者：中段尿留取前，应用肥皂水、清水交叉反复清洗外阴部至少 4 次，中段尿不少于 1 ml 立即送检。

（2）留置尿管患者：采集前先夹住导尿管，采集时松管弃其前段尿液，使用消毒剂消毒导尿管采样部位，使用无菌注射器斜刺入导尿管（从采样口或靠近尿道的导尿管管壁）抽取 5～10 ml 无污染尿液，放入培养瓶中，立即送检。

（3）耻骨上膀胱穿刺：主要用于厌氧菌培养或留取标本困难的婴儿、脊柱损伤患者的尿液采集。先用消毒液消毒穿刺部位皮肤，然后使用无菌注射器直接从耻骨联合与脐连线上高于耻骨联合 2 cm 处刺入膀胱吸取尿液 10～20 ml 于无菌容器内。

3. **注意事项**

（1）尿液是良好的培养基，采集后应尽快送检。不能及时送检者，可保存于 4℃，但不可超过 6 h。

（2）使用导管、膀胱镜、膀胱穿刺等外科手术方法采集的尿液标本送检时，需在申请单上详细注明。

（3）有泌尿道感染症状的患者可在症状出现时收集，治疗48～72 h后重复送检；对无症状的菌尿患者（尿常规白细胞、硝酸盐试验等），应连续送检3份。

三、呼吸机相关性肺炎的预防与控制

呼吸机相关性肺炎（VAP），是指原来无肺部感染的呼吸衰竭患者，在气管切开或气管插管行机械通气治疗48 h以后，或拔管48 h内发生的肺部感染，是机械通气的常见并发症，患者一旦发生呼吸机相关性肺炎，造成病情迁延，增加住院费用，如病情危重，会造成患者死亡。

（一）使用前的预防控制措施

1. 严格掌握气管插管或切开适应证，使用呼吸机辅助呼吸的患者应优先考虑无创通气。

2. 如要插管，尽量使用经口的气管插管，每位患者都使用新的一次性通气管道。

（二）使用时的预防控制措施

1. 建议保持气管插管气囊压力在20 cmH_2O以上。

2. 呼吸机螺纹管和湿化器应每周更换1～2次，有明显分泌物污染时应及时更换；螺纹管冷凝水应及时倾倒，不可使冷凝水流向患者气道；湿化器添加水应使用无菌用水，每天更换。

3. 如果管道被污染,要进行更换并记录,但不建议定期更换通气管道。

4. 对存在 VAP 高危因素的患者,建议使用含 0. 2% 的氯己定漱口或口腔冲洗,2～6 次/h。

5. 如无禁忌证,应将床头抬高约 30°。

6. 指导患者正确咳嗽,必要时予以翻身、拍背,以利于痰液引流。

7. 吸痰时应严格遵循无菌操作原则,吸痰前、后医务人员应做手卫生。

8. 提倡积极使用胰岛素,控制血糖在 4. 45～5. 55 mmol/L。

9. 不应常规采用选择性消化道脱污来预防 VAP。

10. 每日试停用镇静药。

11. 鼓励手术患者(尤其是胸部和上腹部手术患者)早期下床活动。

12. 严格按照呼吸机使用消毒记录中的各项内容(表5 - 9),对呼吸机管路、湿化水、湿化瓶等的消毒处理进行检查,预防呼吸机相关性肺炎稽查(表5 - 10),有效降低呼吸机相关性肺炎的感染。

13. 明确规定呼吸机撤机及停机指征,要求临床医生和稽查人员每日进行评估,尽量早日撤机。

14. 为了及时发现和诊断呼吸机相关性肺炎,做到早诊断、早治疗,将 VAP 感染判定标准流程推荐给临床医生(图5 - 2)。并根据国际通用的肺部感染记分 CPIS 标准进行诊断。对于发生呼吸机相关性肺炎的患者要填写表5 - 11,预防呼吸机相关性肺炎稽查表加以记录。

表5-9　呼吸机使用消毒记录

日期	外置回路类型		主机外部		辅助装置			更换频率		管路保存	呼吸机备用状态		签名
	一次性管路每周更换	入口、出口每周更换	冷凝水(消毒液浸泡及时更换)	75%乙醇消毒纸巾	外置流量传感器(固定患者)	空气过滤网清洗1次/d	过滤纸每周更换1次	湿化液每天1次	细菌过滤器每24h1次	塑封包装	好/有标志	差/无标志	

表5-10 预防呼吸机相关性肺炎稽查表

科室	患者姓名	床号	插管时间	体位	日评估	口腔护理 1次/ 4h	诊断	感染菌种	感染时间	气道管理 1次/ 4h	呼吸机					吸痰	手卫生
											管路 1次/ 7d	过滤器 1次/d	湿化罐 1次/ 周	表面擦洗 1次/ d	冷凝水	声门下吸痰方式	

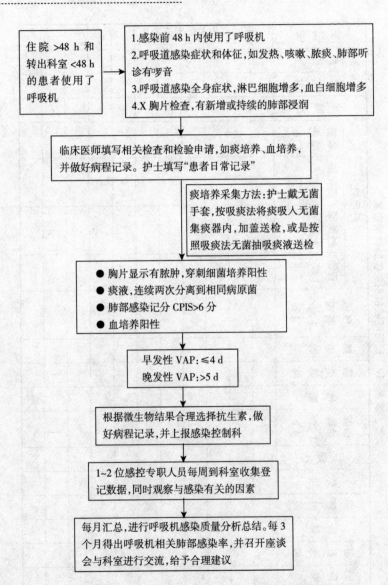

住院 >48 h 和转出科室 <48 h 的患者使用了呼吸机

1.感染前 48 h 内使用了呼吸机
2.呼吸道感染症状和体征,如发热、咳嗽、脓痰、肺部听诊有啰音
3.呼吸道感染全身症状,淋巴细胞增多,血白细胞增多
4.X 胸片检查,有新增或持续的肺部浸润

临床医师填写相关检查和检验申请,如痰培养、血培养,并做好病程记录。护士填写"患者日常记录"

痰培养采集方法:护士戴无菌手套,按吸痰法将痰吸入无菌集痰器内,加盖送检,或是按照吸痰法无菌抽吸痰液送检

● 胸片显示有脓肿,穿刺细菌培养阳性
● 痰液,连续两次分离到相同病原菌
● 肺部感染记分 CPIS>6 分
● 血培养阳性

早发性 VAP:≤4 d
晚发性 VAP:>5 d

根据微生物结果合理选择抗生素,做好病程记录,并上报感染控制科

1~2 位感控专职人员每周到科室收集登记数据,同时观察与感染有关的因素

每月汇总,进行呼吸机感染质量分析总结。每 3 个月得出呼吸机相关肺部感染率,并召开座谈会与科室进行交流,给予合理建议

图 5-2　呼吸机相关肺部感染(VAP)监控标准流程

表 5 – 11 呼吸机相关肺部感染患者记录表

日期	是否保留	是否拔出	是否更换	感染患者		
				患者姓名：	床号：	痰培养结果：

15. 每月对各病区呼吸机使用情况进行汇总(表5-12),并进行呼吸机相关肺部感染病案分析,总结教训,改进防控措施。

表5-12 呼吸机相关性肺炎监测每月汇总报表

病　　区:＿＿＿＿＿＿＿＿＿＿＿＿＿＿

监测周期:从＿＿＿＿＿＿＿＿＿＿到 ＿＿＿＿＿＿＿＿＿＿

上机总人数:＿＿＿＿＿＿＿＿＿＿＿＿＿

上机天数:＿＿＿＿＿＿＿＿＿＿＿＿＿＿

患者天数:＿＿＿＿＿＿＿＿＿＿＿＿＿＿

呼吸机相关性肺部感染人数:＿＿＿＿＿＿＿

呼吸机千日感染率:＿＿＿＿＿＿＿＿＿＿

报告人:＿＿＿＿＿＿＿＿＿＿＿＿＿＿

呼吸机感染质量分析记录

主讲人:　　　　参会人:　　　　记录人:

(三)痰培养标本的采集及送检

1. 标本采集指征

(1)咳嗽、咳痰:痰液可为脓性、血性、铁锈色或红棕色胶胨样痰。

(2)咯血:肺结核患者常痰中带血。

(3)呼吸困难。

(4)发热。

(5)胸痛:当炎症病变累及壁层胸膜时,会发生胸痛。

(6)肺部感染的患者有25%～50%可能发生菌血症,应同时做血培养。

2. 标本采集方法

(1)自然咳痰法与雾化导痰法

① 先用漱口液漱口,再用清水漱口,深吸气后用力自气管深部咳出痰液,置于无菌容器内,应尽量避免唾液、鼻咽部分泌物、漱口液等混入样品,不应用纸巾包裹痰液。

②无痰或痰量极少者可用3%～5%氯化钠溶液5 ml 雾化吸入约5 min 后留取痰液。

(2)支气管镜法:鼻或口腔插入支气管镜。常用采集方法有经支气管镜吸引、防污染毛刷采样或防污染支气管肺泡灌洗等。

(3)经人工气道吸引法

①进行手卫生后,将一次性吸痰管末端拆开,连接吸引器,调节吸引器至适宜负压(成人:40. 0 kPa～53. 3 kPa;小儿:<40. 0 kPa)。

②将一次性吸痰管外包装去除,戴手套持吸痰管试吸生理盐水,检查管道是否通畅。

③折叠一次性吸痰管末端,插入口腔、鼻腔或人工气道至适宜深度,放开吸痰管末端,轻柔、灵活、迅速地左右旋转上提吸痰管吸痰。见吸痰管内有痰液吸出,即折叠一次性吸痰管退出,将一次性吸痰管与吸引器分离(使用人工呼吸机者,一次吸痰时间不超过15 s,吸痰前后需吸入高浓度氧气1～2 min)。

④将痰液注入无菌容器(试管)内,如痰液黏稠可用一次性针筒向吸痰管末端注入少量生理盐水,将痰液冲入无菌容器(试管)内。

3. 注意事项

(1)采集标本的最佳时机为使用抗菌药物之前。

(2)采集标本前应摘去牙托,清洁口腔如刷牙和漱口。

(3)宜采集清晨深部咳出的痰液。

(4)标本采集后 1～2 h 必须进行实验室处理。

四、围手术期感染的预防与控制

(一)手术前的预防控制措施

1. 尽量缩短患者术前住院时间。择期手术患者应当尽可能待手术部位以外感染治愈后再行手术。

2. 有效控制糖尿病患者的血糖水平。

3. 正确准备手术部位皮肤,彻底清除手术切口部位和周围皮肤的污染。术前备皮应当在手术当日进行。确需去除手术部位毛发时。应当使用不损伤皮肤的方法,避免使用刀片刮除毛发。

4. 消毒前要彻底清除手术切口和周围皮肤的污染,采用卫生行政部门批准的合适的消毒剂、以适当的方式消毒手术部位皮肤,皮肤消毒范围应当符合手术要求,如需延长切口、做新切口或放置引流时,应当扩大消毒范围。

5. 如需预防用抗菌药时,手术患者皮肤切开前 30 min 至 2 h

或麻醉诱导期给予合理种类和合理剂量的抗菌药。需要做肠道准备的患者,还需术前一天分次、足剂量给予非吸收性口服抗菌药。

6. 有明显皮肤感染或者患感冒、流感等呼吸道疾病,以及携带或感染多重耐药菌的医务人员,在未治愈前不应当参加手术。

7. 手术人员要严格按照《医务人员手卫生规范》进行外科手消毒。

8. 重视术前患者的抵抗力,纠正水电解质失衡、贫血、低蛋白血症等。

(二)手术中的预防控制措施

1. 保证手术室门关闭,尽量保持手术室正压通气,环境表面清洁,最大限度减少人员数量和流动。

2. 保证使用的手术器械、器具及物品等达到灭菌水平。

3. 手术中医务人员要严格遵循无菌技术原则和手卫生规范。

4. 若手术时间超过 3 h,或者手术时间长于所用抗菌药物半衰期的,或者失血量大于 1500 ml 的,手术中应当对患者追加合理剂量的抗菌药物。

5. 手术人员尽量轻柔地接触组织,保持有效的止血。最大限度地减少组织损伤,彻底去除手术部位的坏死组织,避免形成死腔。

6. 术中保持患者体温正常,防止低体温。需要局部降温的特殊手术执行具体专业要求。

7. 冲洗手术部位时,应当使用温度为37℃的无菌生理盐水等液体。

8. 对于需要引流的手术切口。术中应当首选密闭负压引流,并尽量选择远离手术切口、位置合适的部位进行置管引流,确保引流充分。

(三)手术后的预防控制措施

1. 医务人员接触患者手术部位或者更换手术切口敷料前后应当进行手卫生。

2. 为患者更换切口敷料时,要严格遵守无菌技术操作原则及换药流程。

3. 术后保持引流通畅,根据病情尽早为患者拔除引流管。

4. 医师和护士要定时观察患者手术部位切口情况,出现分泌物时应当进行微生物培养,结合微生物报告及患者手术情况,对外科手术部位感染及时诊断、治疗和监测。

5. 每日手术患者进行目标性监测是一项切实可行的措施。稽查人员每日深入病房,查看每一位手术患者,按围手术期目标性监测观察表(表5-13)内容逐项进行检查,发现问题,及时督促医务人员改进。并填写手术切口感染预防控制稽查表(表5-14)。

表5-13 围手术期目标监测观察表

患者基本情况：

姓名： 性别： 年龄： 病历号： 病床号：

住院日期： 住院诊断：

慢性基础疾病：□ 糖尿病 □ 肿瘤 □ 慢阻肺 □ 使用糖皮质激素
□ 使用免疫抑制剂

营养评估：□ 优良 □ 中等 □ 较差

手术前准备情况：

全身卫生沐浴：□ 有 □ 无 使用沐浴液：□ 普通 □ 含消毒剂

备皮：□ 剃毛 □ 剪毛 □ 脱毛 皮肤轻微损伤：□ 有 □ 无

备皮时间：□ 术前24 h □ 术前12 h □ 术前2 h

术中情况：

手术名称： 术者： 术者外科洗手效果监测：

术间人员总数：

患者体温：

外来器械消毒：□ 供应室 □ 手术室 □ 供应商

外来器械消毒效果监测：

手术时间：□ 3 h以内 □ 3 h以上

手术中出血量：□ 1500 ml以内 □ 1500 ml以上

手术中出现：□ 低血压 □ 低血氧 其他意外：

预防性抗生素使用：

抗生素名称： 使用剂量：

第1次给药距离手术开始时间：□ 3 d □ 1 d □ 术前2 h □ 术前1 h
□ 术前0.5 h

第2次追加时间：□ 术中 □ 术结束时

手术后继续使用时间：□ 24 h □ 48 h □ 72 h □ 72 h以上

续表

术后监测：

换药时间　　　次数　　切口状况　　无菌操作:□ 严格　　□ 一般

　　　　　　　　　1

　　　　　　　　　2

　　　　　　　　　3

换药医生手监测:第1次:　　第2次:　　第3次:　　（指每次换药前）

护理护士手监测:第1次:　　第2次:　　第3次:　　（指术后1、3、5天）

患者切口周围 10 cm 皮肤监测:感染前:　　　　　　感染后:

引流管放置天数:第　　天　　CVC:□ 无　　□ 有　　天数:

导尿管:□ 无　　□ 有　　天数:

切口感染情况:□ 无　　□ 有,并填写以下内容:

发现时间:　　切口状况:□ 红肿　　□ 痛感　　□ 脓性分泌物　　□ 裂开

体温:□ <37.5℃　　□ 37.5~37.9℃　　□ ≥38℃

WBC:　　$\times 10^9$/L　中性:　　% CRP:　　　　PCT:

送检时间:　　第1次:　　　　第2次:　　　　第3次:

细菌培养结果:第1次:　　　第2次:　　　第3次:

局部处理措施:

全身使用抗生素:□ 无　　□ 有,并填写以下内容:

抗生素名称:　　　　使用剂量:　　　　天数:

切口转归:□ 痊愈　　□ 清创　　　时间:

填表人:

检查人:

年　月　日

表5-14 手术部位切口感染预防控制稽查表

日期	科室	患者姓名	疾病诊断名称	手术名称	主管医生	手术前						手术后									得分
						皮肤准备方式时间正确	氯已定皂液清洗手术区时间	定皮肤消毒区皮肤	预防性抗菌药使用时间	做好家属宣教	床单位消毒处理正确	换药地点用物符合规范	换药着装符合要求	接触伤口前后进行手卫生	换药敷料干燥符合要求	伤口换药及时无菌	遵守换药原则，符合规范	及时拔除引流管	合理使用抗生素	病区探视管理	

五、内镜室的感染控制

(一)环境设施的要求

1. 内镜室应设立患者候诊室、治疗室、清洗消毒室、内镜贮藏室等。诊室内的每个诊疗单位应当包括:诊疗床 1 张、电脑、吸引器、治疗车等,每个诊疗单位的净使用面积不得少于 28 m^2。

2. 保持各区域清洁卫生,必要时进行消毒处理。

3. 内镜的清洗消毒应该与内镜的诊疗工作分开进行,分设单独的清洗消毒室和内镜诊疗室,清洗消毒室应当保证通风良好。

4. 不同部位内镜的诊疗工作应当分室进行:上消化道、下消化道内镜的诊疗工作不能分室进行的,应当分时间段进行;不同部位内镜的清洗消毒工作应当分开。

5. 灭菌内镜的诊疗应当在达到手术标准的区域内进行,并按照手术区域的要求进行管理。

6. 根据工作需要,配备相应数量的内镜及清洗消毒设备。

(二)内镜室人员的要求

1. 制定并完善内镜室管理的各项规章制度,并认真执行。

2. 从事内镜诊疗和内镜清洗消毒工作的医务人员,应当具备内镜清洗消毒方面的知识,接受医院感染管理知识培训,严格遵守有关规章制度。

3. 工作人员清洗消毒内镜时,应该带上必要的防护用品,包括工作服、防渗透围裙或外衣、口罩、帽子、手套等。工作人员应接种乙肝疫苗:从事内窥镜操作工作之前应进行 HBsAg、抗 - HCV、抗 - HIV 等的筛查,阳性者不得从事此项工作。

4. 胃镜室应当做好内镜清洗消毒的登记工作,登记内容应当包括就诊患者姓名、使用内镜的编号、清洗时间、消毒时间以及操作人员姓名等事项。

(三)消毒灭菌的要求

1. 内窥镜及附件必须一用一清洗、消毒、灭菌,并做好清洗登记(表 5 - 15)。

2. 消毒剂浓度必须每日定时监测并做好记录,保证消毒效果。消毒剂使用的时间不得超过产品说明书规定的使用期限。

3. 消毒后的内镜应当每季度进行生物学监测并做好记录。灭菌后的内镜应当每月进行生物学监测并做好监测记录。

4. 医院感染管理科负责对内镜使用和清洗消毒质量进行监督管理。

5. 每日对内镜清洗进行稽查是一项切实可行的措施。稽查人员每日到内镜室,按内镜清洗稽查表内容逐项进行检查,发现问题,及时督促医务人员改进(表 5 - 16)。

表 5 - 15　内镜清洗登记表

日期	清洗开始时间	患者姓名	一次性圈套器	一次性活检钳	肠镜 CF-H260AI	胃镜 JF-H260 H01	胃镜 JF-H260 H02	十二指肠镜 TJF-260V	初酶洗	消毒	末洗	干燥	测漏	清洗结束时间	操作者	澳抗	梅丙艾

表 5 - 16 内镜清洗稽查表

日期	床旁擦拭	科室测漏	初洗	消毒液浓度	酶洗—镜—配度	冲洗—干燥	干布纱布2块两副手套	两头见毛刷清洗	超声清洗	消毒时间	手卫生	口罩帽子护目镜	防渗透围裙、雨鞋	仪器物表消毒	空气消毒	操作者

第六章

化疗及其感染防控

化疗即化学药物治疗,是癌症患者较常用的一种治疗方法。抗肿瘤药物(化学药物)虽有较强的抗癌作用,但对癌细胞和正常细胞还缺乏选择性,即在杀灭癌细胞的同时,往往对正常细胞,特别是对增殖旺盛的细胞、骨髓、胃肠黏膜、皮肤、生殖细胞等都表现出明显的抑制作用。有关资料报道显示,单纯化疗者医院感染发病率为49.01%,单纯放疗者感染发病率为65.6%;放疗联合化疗者感染发病率为84.6%,这三种治疗手段(单纯化疗、放疗与放疗联合化疗)引起的医院感染发病率比较,差异有显著性。

一、化疗前感染的预防与控制

化疗前应掌握患者营养状况和主要实验室指标,针对患者身体状况,采取相应的预防措施,有效预防和减少化疗引起的感染。具体措施为:

1. 严格掌握适应证,化疗前检查血象及骨髓情况。

2. 化疗期间注意观察患者血象变化,可隔日查血常规,必要时每日查血以了解血象变化。如果白细胞 $4 \times 10^9/L$,血小板

$80 \times 10^9/L$ 以下时暂停化疗,并给予升白药或适当调整化疗药剂量。

3. 在化疗中给予必要的支持治疗,如饮食的调整、给予中药等,如党参合剂、黄芪、鸡血藤、当归、阿胶等。

4. 白细胞特别是粒细胞下降,感染几率增加,有条件应让患者住隔离病房或增加病房消毒,减少探视次数,严密监测体温,必要时预防性给予抗生素,做血培养。

5. 接受大剂量强化疗者,应置于洁净室。当白细胞低于 $1 \times 10^9/L$ 时应置层流室,采取严密的保护性隔离措施。

二、化疗期间感染的预防与控制

(一)化疗病房与患者的管理

1. 保持环境清洁卫生和定期进行消毒。每日或隔日进行空气消毒,可采取 0.5% 过氧乙酸喷雾或紫外线灯照射。保持室内空气清新,每日开窗通风 2 次,每次 20~30 min。

2. 医护人员在采取防护措施后,方可进入化疗病区及处理污染物。

3. 加强肿瘤化疗患者用药期间的管理,在用药过程中及化疗后 10 d 内,应尽量集中在同一病房,与非化疗用药及化疗后 10 d 以上的患者隔离。

4. 被药液沾湿的床单、衣物等,统一放入塑料袋内,与其他衣物分开并高温洗涤处理。

5. 需要时对患者进行保护性隔离,不可到拥挤处或接触感冒患者。

6. 避免患者接触鲜花,以防被感染。

(二)化疗患者排泄物、呕吐物的处理

1. 为防止排泄物、呕吐物污染病室,应提前给患者准备专用容器。

2. 排泄物、呕吐物弃入马桶后要冲洗2次。

3. 专用容器使用 1000 mg/L 的含氯消毒剂或 0.2% 过氧乙酸等进行消毒处理,条件允许时使用热水充分冲洗,并做好标记。

4. 操作完毕彻底洗手。

(三)化疗废弃物的处理

化疗的所有用品(药瓶、一次性防护用品等),均应收入专用的污物袋中并扎紧袋口,使之处于密封状态,置于加盖容器内,并注明"细胞毒性废物",按医疗废物处理要求进行无害化处理。

(四)医护人员的管理

1. 接触患者之前要认真洗手,严格执行无菌技术。

2. 向患者详细说明维持中心静脉插管存在的重要性,切忌用手触摸伤口表面,从而引起感染。

3. 加强口腔、皮肤、肛周护理。每日给予口腔护理3次,并于饭后、睡前、醒后给予生理盐水或朵贝液漱口;保持皮肤清洁干燥,经常洗澡或擦浴,及时更换汗湿的衣裤;保持大便通畅,避

免直肠黏膜的损伤,每次便后给予热水清洗肛周或予 1:5000 高锰酸钾溶液坐浴 15 min。

4. 监测体温、白细胞计数、观察皮肤温度、色泽、气味,早期发现感染征象。

5. 避免留置尿管或肛门指检,预防感染。

6. 遵医嘱按时给予抗生素治疗控制感染。

7. 密切注意感染症状及时给予必要的抗菌药物治疗。

(1)全身中毒症状:高热、寒战。

(2)呼吸系统感染:咽喉疼痛、咳嗽、咳痰等。

(3)胃肠道感染:腹痛、腹泻。

(4)泌尿系统:尿频、尿急和尿痛。

(5)口腔感染:口腔黏膜充血、肿胀、溃疡、糜烂,有时可见白膜。

(6)肛周感染:肛周疼痛。

三、抗肿瘤化疗药物的使用与防护方案

(一)工作人员管理

1. 对接触抗肿瘤化疗药物的人员进行相关培训

(1)了解抗肿瘤化疗药物的毒副反应,严格掌握化疗操作规程。

(2)增强防护意识,掌握防护知识和防护操作技能。

2. 做好健康教育工作 认真做好对科室工作人员、肿瘤患者及家属陪伴的宣传指导工作,普及防护知识。

3. 职业健康检查与保健

(1)定期做好化疗操作工作人员健康体检,每隔6个月抽血检查肝功能、血常规及免疫功能,发现问题(如肝功能异常、白细胞比值下降、脱发等)及时调离岗位,并进行治疗。

(2)合理安排休假;化疗药物配置操作护士定期轮换,一般3个月左右轮换1次。

(3)孕期和哺乳期女性避免直接接触抗肿瘤药物,应暂时脱离接触化疗药物的环境。

4. 工作场所、设备与防护用品

(1)设置静脉输液配置中心,有独立的排风系统,安装空气净化装器。

(2)在化疗药物配置间,使用专用的层流安全柜,有垂直气幕,防止柜内空气外流;并有吸附、排风等系统。

(3)防护用品包括防渗透长袖防护服、口罩、帽子、聚乙烯手套、乳胶手套、眼罩或护目镜、鞋套等。每天更换消毒处理。

(4)定期监测工作场所药物分布与含量。

(二)化疗药物配制与输液的操作方法

1. 人员防护要点

(1)配药操作时应穿长袖防护服,戴一次性口罩、帽子,戴聚乙烯手套后再戴一副乳胶手套,在操作中一旦手套破损应立即更换;必要时戴眼罩、护目镜、穿鞋套等。

(2)操作完毕防护用品作高温处理(如高压蒸汽灭菌处理),一次性防护用品焚烧处理。

（3）操作完毕用肥皂流动水彻底洗手。

2. 配药操作要点

（1）操作台面铺一次性防渗透防护垫，操作完毕更换。

（2）开安瓿瓶时轻敲瓶颈使药粉降至瓶底，垫无菌纱布打开。

（3）溶解药物时溶媒应沿安瓿瓶壁缓慢注入瓶底，待药粉被完全浸湿后再搅动。

（4）瓶装药物稀释及抽取药液时，应插入双针头，保持瓶内稳定的压力。

（5）使用一次性注射器，抽取药液不超过针筒3/4，防止溢出；抽取药液后在瓶内排气、排液后再拔针，不得使药液排入空气中。

（6）抽取后药液注射器放于垫有聚氯乙烯薄膜的无菌盘内。

（7）完成操作后，用75%乙醇擦拭操作柜内部；每天配药工作结束后要清洁工作环境。

3. 输液操作要点

（1）采用密闭式静脉输液法给药，确保输液管路所有接头处衔接紧密，以免药液外漏。

（2）提倡使用无排气管的输液瓶，无条件者在排气过程中防止药液外溢，可将药液排在纱布或棉球上。

（3）小壶加药时用纱布围住小壶后缓慢加药，避免漏出。

（4）推注或输注化疗药物时，应确保空针与输液管接头处衔接紧密，以免药液外漏。

（5）更换化疗药物时应戴聚氯乙烯手套。

（三）化疗药物外漏和人员暴露时的处理

1. 立即标明污染的范围，避免他人接触。

2. 药液洒在桌面或地面，应用纱布吸附，再用肥皂水擦洗；若为药粉，则用湿纱布轻轻抹擦，以防药物粉尘飞扬污染空气。

3. 药液溅到工作服或口罩上，应立即更换。

4. 药液溅到皮肤上或眼睛内，应立即用大量清水或生理盐水反复冲洗。

（四）制定监测静脉炎发生和采取预防措施的计划

制定监测静脉炎发生和采取预防措施的计划：

（1）制定一个标准化的静脉炎量表（表6-1）。

表6-1　静脉炎量化表

等级	临床标准
0	没有症状
1	穿刺部位发红，伴有或不伴有疼痛
2	穿刺部位疼痛伴有发红和（或）水肿
3	穿刺部位疼痛伴有发红
	条索状物形成
	可触摸到条索状静脉
4	穿刺部位疼痛伴有发红疼痛
	有条索状物形成
	可触摸到条索状的静脉，其长度>1英寸
	脓液流出

（2）保护静脉的措施：

①化疗前应为患者长期治疗考虑,使用血管一般由远端向近端,由背侧向内侧,左右臂交替使用,因下肢静脉易形成血栓,除上肢静脉综合征外,不宜采用下肢静脉给药。

②避免反复穿刺同一部位,推药过程反复抽回血,以确保针在血管内。

③根据血管直径选择针头,针头越细对血管损伤面越小,一般采用6号半至7号头皮针。

④药物稀释宜淡,静脉注射宜缓,注射前后均用2.0 ml生理盐水冲入。

⑤拔针前回吸少量血液在针头内,以保持血管内负压,然后迅速拔针,用无菌棉球压迫穿刺部位3~5 min,同时抬高穿刺的肢体,以避免血液反流,防止针眼局部瘀斑,有利于以后再穿刺。

（3）静脉炎处理

①如果注射部位刺痛、烧灼或水肿,则提示药液外漏,需立即停止用药并更换注射部位。

②漏药部位根据不同的化疗药物采用不同的解毒剂做皮下封闭,如丝裂霉素、更生霉素溢出可采用等渗硫酸钠,如长春新碱,外漏时可采用透明质酸酶。其他药物均可采用等渗盐水封闭方法:可用20 ml注射器抽取解毒剂在漏液部位周围采取菱形注射,为防止疼痛还需局部注射普鲁卡因2 ml,必要时4 h后可重复注射。

③漏液部位冷敷,也可配合硫酸镁湿敷或用如意金黄散外

敷直到症状消失。

④静脉炎发生后可行局部热敷,按血管走行外涂松软膏或理疗。

第七章

放疗及其感染防控

放射治疗是指利用各种射线包括 X 线、γ 线、中子束、电子束等照射肿瘤,以抑制或杀灭肿瘤细胞的治疗方法,主要用于治疗恶性肿瘤。可分为根治性放疗、姑息性放疗两种。由于放射线对人体有一定损害,故需密切注意放疗反应。反应的程度与照射部位、照射野大小和照射剂量有关,一般上腹部及大面积照射反应大。常见的全身反应有乏力、头痛、头晕、食欲减退、恶心、呕吐。局部反应最常见的为皮肤、黏膜反应。

一、全身支持和对症处理

(一)放疗前全面掌握患者营养状态及实验室指标

1. 一般营养状况,特别要注意患者血清白蛋白、血糖、肝肾功能、电解质水平以及血脂等生化指标。

2. 检查血象如血红蛋白、白细胞和血小板计数。

3. 必要时检查患者外周血淋巴细胞亚群,如 T_4、T_8 以及 T_4 与 T_8 比值、免疫球蛋白水平,以评价患者免疫功能。

(二)化疗期间营养支持

在营养和饮食护理上,放疗在杀伤肿瘤细胞的同时,对正常组织也有不同程度的损害。加强营养对促进组织的修复、提高治疗效果、减轻副反应有重要作用。因此应给予高蛋白、高维生素饮食,以增强体质。近年来,国外有"超食疗法"的报道,即在放疗期间,给予浓缩优质蛋白质及其他必需的营养素,例如牛奶中可加些奶粉、鲜橘汁加糖。以迅速补足患者的营养消耗。

在食品的调配上,注意色、香、味,少量多餐,饭前适当控制疼痛,并为患者创造一个清洁舒适的进食环境。应加强对患者及家属营养知识的宣教,鼓励家属为患者提供可口的食品,保证患者丰富的营养需求。对全腹或盆腔放疗引起的腹泻,宜进少渣、低纤维饮食,避免吃易产气的食物如糖、豆类、洋白菜、碳酸类饮料。严重腹泻时,需暂停治疗,给要素膳或完全胃肠外营养。

放疗期间鼓励患者多饮水,每日 3000 ml,以增加尿量,使因放疗所致肿瘤细胞大量破裂、死亡而释放出的毒素排出体外,从而减轻全身反应。

(三)放疗引起的不良反应

放疗可引起骨髓抑制,致使血象下降,常以白细胞及血小板减少为常见。如白细胞减少至 $4 \times 10^9/L$ 以下、血小板降至 $10 \times 10^9/L$ 以下时,应暂停放疗。如血象继续下降应注意预防感染和出血情况,必要时采取保护性隔离。故应每周进行 1~2 次白细胞及血小板计数检查,并观察患者一般情况及主诉,发现问题及时处理。

二、感染的预防与控制

(一)评估

1. 白细胞计数及分类。

2. 有无局部或全身感染体征:体温升高、红肿热痛等。

3. 患者有无咳嗽、咳痰以及痰液性质。

4. 射野部位如口腔、咽喉、腋下、会阴、肛周皮肤的一般状况。

(二)预防措施

1. 讲明放疗期间易致感染的危险因素,指导患者自我护理,如注意皮肤、口腔、肛周、会阴部位的清洁卫生。

2. 应每周查白细胞 1~2 次。

3. 若中性粒细胞计数 $< 1.0 \times 10^9/L$ 时,应给予保护性隔离,限制探视人数并行紫外线空气消毒每日 2 次。同时遵医嘱给予升白药物。

4. 监测患者体温变化,体温高于 38℃ 时要检查白细胞、CRP、尿常规、血培养、胸片等。

5. 注意肺部照射有无放射性肺炎出现,密切观察有无咳嗽、咳痰以及痰液的性质。

6. 当中性粒细胞计数 $< 0.5 \times 10^9/L$ 或患者出现持续发热

时,应给予预防性抗生素治疗。

7. 医师进行各项治疗操作时应严格遵守无菌技术原则。

8. 医护人员在接触患者前应用洗手六步法彻底清洗双手。在频繁接触患者的诊疗过程中,当手无可见污物时,可以使用快速手消毒剂代替洗手;当接触传染患者或被感染性物质污染后,应当先用流动水冲洗双手,然后使用快速手消毒剂消毒双手。

9. 尽量做到患者的放疗过程一人一物一用的原则。面罩和真空袋尽量不要重复使用,如果重新使用的需浸泡消毒后晾干再使用。

10. 减少与感染患者及感冒患者的接触。给传染病患者治疗及定位时,操作员一律采用标准预防(戴手套、口罩),并根据其传播途径采取相应的额外预防。

11. 传染病患者尽量安排于工作最后治疗,以减少传染病在患者间的传播。

12. 进行放射治疗技术时,禁止佩戴假指甲、戒指等饰物。

13. 普通患者使用 S 支架标准枕后,用一次性消毒巾进行清洁消毒去污。

14. 特殊患者如皮肤癌、银屑病等使用 S 支架标准枕时同传染病患者处理方式。

15. 病室内保持空气新鲜,每日通风 2 次

16. 晨间清洁时,对治疗床用有效氯 500 ml/L 擦拭治疗床及浸泡标准枕。

17. 治疗床和支架等媒体进行紫外线消毒 2 次,并在当日放疗结束后进行终末消毒。

第八章

粒细胞缺乏期间感染的预防

一、定义

白细胞减少症(leukopenia)是指外周血白细胞计数持续低于$4.0 \times 10^9/L$,由于白细胞是以中性粒细胞为主,因而白细胞减少症亦称中性粒细胞减少症(neutropenia)。当外周血中性粒细胞绝对值低于$(1.5 \sim 2.0) \times 10^9/L$,中性粒细胞减少症成立;低于$(0.5 \sim 1.0) \times 10^9/L$,临床有发热、感染等症状时,则称为粒细胞缺乏症。

二、发生原因

中性粒细胞是人体防御外界侵犯的防线,是机体最重要的防御细胞,其作用机制是对病原体和细菌的吞噬、杀伤。粒细胞缺乏时,病原体导致人体感染加重,严重粒细胞缺乏会成为导致肿瘤患者死亡的主要原因之一。

粒细胞减少或者粒细胞缺乏,在肿瘤患者,特别是血液肿瘤患者是由于化疗和放疗所致,在接受异基因造血干细胞移植的患者几乎都要经历粒细胞缺乏的阶段。

据报道恶性血液病患者化疗后中性粒细胞的绝对值低于 $0.5 \times 10^9/L$ 且持续 1 周以上几乎 100% 都发生感染,并多具有双重感染,易致患者死亡等特点。

白血病是造血系统的恶性肿瘤,高强度化疗是治疗该病的有效手段,但化疗后骨髓抑制,造成白细胞下降,甚至粒细胞缺乏(中性粒细胞 $<0.5 \times 10^9/L$),具有很大的感染危险性,这也是导致白血病患者死亡的重要原因之一。

白血病患者医院感染的病原体主要为寄居体内的微生物,以革兰阴性菌和真菌为主,以革兰阴性菌(如大肠埃希菌、铜绿假单胞菌和肺炎克雷伯菌)最多见。据 Dockrell 等的报道革兰阴性杆菌感染为引起中性粒细胞缺乏症患者发热的主要原因,尤其是铜绿假单胞菌,这些细菌主要通过皮肤或黏膜的损伤处进入体内。同时已感染者携带的呼吸道病毒、存在于食物或水中的致病菌、污染的环境以及带菌的健康护理员等也增加了医院感染的危险因素。但近年来报道革兰阳性球菌(如溶血性链球菌、凝固酶阴性葡萄球菌、金黄色葡萄球菌和肠球菌)引起的感染有上升趋势,主要由于预防性抗菌药物的广泛使用、反复的骨椎穿刺、腰椎穿刺及血管穿刺等诊疗性操作,将外界的病原菌带入了体内。同时抗菌药物的广泛使用增加了二重感染的危险性,曲霉菌的感染明显增多。尽管当今革兰阴性菌感染已变得不频繁,但临床医护人员仍应密切关注,其致病率与死亡率仍然很高,且进展较快,甚至有暴发的可能。

三、粒细胞缺乏的危险评估

（一）中性粒细胞数量的下降程度

中性粒细胞为一种只能存活几日的终末细胞,含有多种抗微生物和细胞毒性多肽,称为防御素。具有很强的吞噬作用,不仅能吞噬血中的细菌,还能黏附毛细血管内皮,并通过血管壁渗出到周围组织中吞噬和杀伤细菌,使之局限在组织内。中性粒细胞对经调理后的病毒颗粒在抗体依赖细胞介导的细胞毒性作用下能吞噬和促进干预病毒复制。

恶性肿瘤化疗后,中性粒细胞常下降。当循环血液中中性粒细胞 $<1.0\times10^9/L$ 时,对细菌和真菌感染的易感性逐渐增高;当中性粒细胞 $<0.5\times10^9/L$ 时,特别是 $<0.1\times10^9/L$ 时,感染的易感性显著增高。感染率与中性粒细胞下降程度及持续时间成正比;中性粒细胞绝对计数与严重感染的发生率成反比。

（二）粒细胞缺乏的持续时间

感染多见于化疗第 1 周期,发热性中性粒细胞减少更多见于实体瘤或淋巴瘤患者化疗的第 1 周期。当粒细胞缺乏症持续时间 1 周时有 19% 的肿瘤患者发生重度感染,这是肿瘤患者不能继续化疗甚至死亡的主要原因。自 20 世纪 60 年代以来粒细胞缺乏持续时间一直被认为是感染的危险因素。多因素分析结果显示化疗第 1 周期是感染的危险因素。具体机制尚不明确,可能与机体首次接触抗癌药物引起的剧烈反应有关,导致免疫力急剧下降,易感性增加。在以后周期机体则渐适应。Gomez H 在一项研究中提到化疗相关的死亡也多出现在第 1 周期,82% 的患者死于感染,其中 2/3 的患者粒细胞数 $<0.5 \times 10^9/L$。提示在第 1 周期化疗后尤其应注意加强病情观察,尽早发现感染的迹象,及时应对处理。

(三)淋巴细胞数量的下降

淋巴细胞是人体重要的免疫活性细胞,是机体免疫应答功能的重要细胞成分。国外多项研究证实,化疗后早期低淋巴细胞计数不仅是发热性中性粒细胞减少的危险,尤其是化疗后第 5 天的淋巴细胞计数 $<0.7 \times 10^9/L$ 是发热性中性粒细胞减少的独立危险因素。粒细胞缺乏症患者由于免疫力低下,发生感染时相关症状和体征常不典型,甚至缺如,唯发热是非特异性的早期症状。且发热性中性粒细胞减少者 $>60.0\%$ 并发感染。淋巴细胞作为机体免疫状况的一个有意义指标,它的显著降低意味着机体抗感染能力的减弱,感染风险也随之提高,感染率也相应增加。

(四)肿瘤的类型

一般认为,血液系统恶性肿瘤粒细胞缺乏症更常见,Klastersky J 和 Leong DC 等研究发现血液系统恶性肿瘤发生中性粒细胞减少症后出现感染等并发症的危险高于实体瘤患者。

(五)预防性抗生素的使用

对于粒细胞缺乏症患者,是否应使用抗菌药物来预防感染,目前的认识仍存在分歧。一些研究证实,在粒细胞缺乏症的早期未发热阶段使用抗生素可以减少发热以及感染的几率,其中最为常用的两类药物为复方新诺明和喹诺酮类抗生素。其他研究则认为虽然恶性肿瘤患者免疫功能低下,发生感染的几率增加,但使用抗菌药物不可能预防一切可能发生的潜在感染,相反有可能导致菌群失调和耐药菌株产生,进一步诱发严重的感染。临床指南建议中性粒细胞减少的患者在开始发热时用广谱抗菌药物,反对常规预防性使用抗菌药物。阮燕萍认为预防用抗菌药物和未使用抗菌药物差异无统计学意义,未发现有保护性意义。

四、粒细胞缺乏期间感染的预防

(一)全环境保护措施

全环境保护措施主要包括空间环境保护和人体环境保护两部分。

1. 空间环境保护措施 层流无菌病房的建立、缩短粒细胞缺乏的持续时间,是预防感染的主要手段。百级空气层流洁净室(LAFR)是指通过粗、中、高效过滤器清除 > 99.9% 的大于 0.3 μm 尘粒及细菌而使得空气得以净化基本达到无菌的特制病室,为全封闭式。是全环境保护治疗中最关键而又最基本的装备。移植前患者经过药浴后进入百级 LAFR 直至免疫、造血功能恢复正常。资料显示对患者采取全环境保护措施(TEP),能使总的感染率下降,感染日数缩短,当白细胞数为 $0.2 \times 10^9/L \sim 0.5 \times 10^9/L$ 时,全环境保护的患者仅 3.41% 发生感染,而普通病房的感染率则高达 100%。

如果没有条件建立层流无菌病房可以实施层流病床。层流床是一种垂直单向流局部净化设备,它构造了一个有效的可移动洁净空间,能够清除 $0.3~\mu m$ 的细菌、真菌和尘埃,使水平气流达到百级净化级别,在空气中达到无菌效果,有效降低患者在其工作空间内的感染机会。特别适用于血液病患者、放化疗患者及其他免疫功能低下的患者的治疗护理。

(1)层流无菌病房的准备:百级 LAFR 内所有物体表面及墙壁、地面提前 2 d 进行擦拭消毒。擦洗完毕后,用 2% 过氧乙酸喷雾空气消毒每次密闭 24 h,连续 2 d,做空气细菌培养结果细菌数为 0,准备接受患者入室。

(2)无菌环境的保持:一切物品进出百级 LAFR 遵守规定路线洁污分流且需经灭菌处理后方可入室。室内墙壁、地面、物体表面均用浓度不同的清洗消毒液擦拭,2 次/日;室内空气用 2% 过氧乙酸喷雾消毒,2 次/周;治疗盘高压灭菌消毒,2 次/周;患者的毛巾、脸盆、衣物、床上用物高压灭菌消毒,2 次/周;工作人员入室前用洗必泰液泡手,戴无菌口罩、帽子,穿无菌隔离衣、脚套,戴无菌手套方可入室。

(二)人体环境保护措施

(1)入室前修剪指(趾)甲,剃光头发,清洁肠道,口服肠道不吸收抗生素,经洗必泰消毒液药浴 30 min 后更换无菌衣裤、拖鞋入室。

（2）入室后每日洗必泰消毒液擦浴 1 次;每晚及便后高锰酸甲稀释液坐浴 15 min;洗必泰液擦拭口腔、鼻腔、外耳道,4 次/日;洗必泰液、$NaHCO_3$、硼酸液交替漱口,至少 4 次/日;利福平眼药水、氧氟沙星眼药水、无环鸟苷眼药水交替滴眼,4 次/日。

（二）护理措施

有效的护理能够降低感染的发生率,提高化疗有效率。

1. 心理护理　粒细胞缺乏症患者易焦虑、烦躁,悲观失望,产生孤独感。应及时了解患者的心理状态,根据患者的性格、文化程度及家庭情况采取相应的护理措施。应多向患者介绍成功治愈的经验,鼓励患者树立战胜疾病的信心,让患者明白保持乐观和积极向上的生活态度对支持治疗的重要性。

2. 创造良好的病房环境　粒细胞缺乏症时,应动员患者进入层流病房,实行保护性隔离。对于没有条件进层流病房的患者,应创造一个相对无菌的病房或层流病床,严格消毒,控制探视。嘱患者注意保暖,防止受凉。

3. 防止交叉感染　医护人员进入病房必须更换消毒衣服、拖鞋及专用帽子、口罩。进行查房、治疗及护理时,要按照规范做好手卫生,严格执行无菌技术操作规程。带入房间内的物品必须进行消毒、灭菌处理;清洁用具固定使用,不与其他病房相混。

4. **皮肤清洁卫生** 鼓励患者每天洗淋浴,必要时用 1:2000 的洗必泰溶液擦洗全身。避免损伤皮肤、黏膜,如不扯胡须,不用剃须刀刮胡须,不用手指搔抓皮肤,不用肛表测体温和其他损伤性的操作。

5. **口腔、鼻腔护理** 指导患者在化疗开始即加强口鼻腔的自我护理。饭前、饭后、晨起、睡前用 1:5000 呋喃西林溶液或漱口液漱口以保持口腔清洁。患者刷牙时宜用软毛刷,防止牙龈出血。不可用牙签剔牙,不可用力擤鼻涕,不要用尖硬物挖鼻孔。

如果出现口腔黏膜渗血和溃疡可采取以下措施:

(1)及时清理坏死口腔黏膜、厚腻的脓苔及附着物,并将渗血拭净,注意动作轻柔,对出血部位尤其小心。

(2)将思密达粉或锡类散均匀撒附在溃烂处,并以药膜覆盖。

(3)口唇溃烂者涂布烧沸后冷却的芝麻油以防干裂并形成软痂。

(4)口腔重度溃烂者可考虑短期鼻饲法保证营养,减少进食。

6. **肛门周围及外阴清洁护理** 肛门是排泄秽物的出口,肛门括约肌皱褶处常有细菌隐藏。粒细胞缺乏症患者免疫力低下,小破损即可引起肛周感染,甚至肛周脓肿。因此加强肛周护理非常重要。嘱患者保持大便通畅,防止便秘。每次便后及睡前用 1:5000 高锰酸钾溶液坐盆 15~30 min;对有痔疮、肛裂的患者应用痔疮栓,以防加重;对脱肛患者,保持局部清洁。每次便后用温水清洗干净,再用1:5000高锰酸钾溶液清洗局部防感染。

7. 卫生宣教　向患者讲解容易感染的原因、部位,感染的症状、体征,如发热、咳嗽,口腔、咽部、肛周疼痛及尿频、尿急、尿痛、皮肤疖肿等。

(三)感染监测的内容

1. 体温　体温是感染的晴雨表,无论哪种病原微生物引起的感染首先表现体温升高。严密监测体温的变化,常规测体温,4次/d。

2. 每日记录患者可能发生感染的迹象　若发生感染,可表现为:畏寒、发热、咳嗽、咳痰、尿频、尿急。局部皮肤黏膜红肿、疼痛,如咽喉、口腔、鼻黏膜、肛周等部位的肿痛。

3. 每周2次监测患者血象变化　血象,特别是白细胞计数和分类计数是监测的主要指标。粒细胞缺乏症患者的感染主要是细菌和真菌感染,虽然粒细胞缺乏症患者外周血白细胞总数和粒细胞数是明显降低的,但是通过动态监测,特别是中性粒细胞的核象变化和中毒性改变,可以为临床提供细菌感染的重要信息(表8-1)。

4. 定期监测其他感染指标　CRP、PCT、G试验和GM试验分别是细菌感染和侵袭性真菌感染的参考指标,粒缺患者应当定期检查,最好每周1~2次,以便早期或及时发现感染迹象。

表8-1　外周血白细胞检查对感染程度的综合评价

白细胞总数	中性粒细胞核象	中毒性改变	感染程度及基本对策
$>10 \times 10^9/L$	轻度左移	无	细菌性感染,较轻,口服一线抗生素
$>15 \times 10^9/L$	轻、中度左移	有	细菌性感染,较重,静脉一、二线抗生素
$<10 \times 10^9/L$	重度左移	有	细菌性感染,重,静脉二线抗生素
$<1 \times 10^9/L$	核右移	有或无	细菌性感染,极重,静脉广谱抗生素

（1）C反应蛋白检查有助于细菌性感染和病毒性感染的鉴别:急性时相蛋白作为机体急性反应的主要物质不仅参与急性反应中的病理过程,而且在临床诊断和治疗上有重要的意义。可以利用它们了解急性反应是否发生、发生的程度、对治疗的反应以及估计病情的预后。在所有的急性时相反应蛋白中,以CRP具有反应灵敏、受干扰性小,与炎症,特别是细菌感染性炎症的临床过程有密切相关性。因此,它是反应炎症,特别是细菌性感染的重要指标(表8-2)。正常人血清中含量很低,新生儿<1~2 mg/L,成人和儿童8 mg/L。然而,许多研究表明健康人群,CRP参考值应<3 mg/L,超过此值可认为体内存在一些潜在病理过程的急性时相反应,即使临床上没有任何症状。

表 8-2 血清 CRP 在诊断感染性疾病中的临床意义

CRP 血清含量 (mg/L)	结果判断	可能的临床解释
<10	基本正常	没有感染存在
20~39	增高	常见于病毒感染
40~99	明显增高	常见于细菌感染,某些严重病毒感染
>100	显著增高	主要见于细菌感染

(引自 Scand J Prim Health Care 1991;9:3-10)

(2)血清降钙素原(PCT)检查以鉴别败血症:降钙素原(procalcitonin,PCT)是近几年发现的一种新型炎性因子,在全身严重感染过程中作为一个具有潜在诊断价值的实验指标已引起高度重视。它含有 116 个氨基酸,是分子量为 13 kD 的降钙素前体。细菌内毒素是诱导 PCT 产生的主要因素,正常健康人血清中的 PCT 含量极微小,在全身性细菌感染时 PCT 显著升高(可超过正常时的 1000 倍),见表 8-3。

(3)G 试验和 GM 试验

葡聚糖广泛存在于真菌细胞壁中,(1-3)-β-D-葡聚糖占真菌细胞壁成分 50% 以上,是真菌细胞壁上的特有成分,可以成为真菌分子标志物。当真菌进入人体血液或深部组织后,经吞噬细胞的吞噬、消化等处理后,(1-3)-β-D-葡聚糖可从胞壁中释放出来,从而使血液及其他体液中含量增高。在浅部真菌感染中,(1-3)-β-D-葡聚糖未被释放出来,故其在体液中的量不增高。因此能区分定植和感染(表 8-4)。

表 8 – 3　血清 PCT 检查结果的临床解释和处理

血清 PCT 水 （ng/ml）	临床解释	处理
<0.5	排除败血症或严重细菌感染，但不排除局部细菌感染，继续观察病情变化	按一般感染或病毒感染处理
0.5~2	可能存在细菌性感染或败血症，但可排除严重感染及休克	细菌学检查、病灶检查抗生素治疗
2~10	严重细菌感染或败血症	同上，抗生素加强治疗
>10	严重多发创伤、严重细菌感染伴休克，SIRS、MODS	同上，强力抗生素治疗，抗炎症因子、抗休克治疗、器官支持治疗

表 8 – 4　G 试验结果判断及临床意义

诊断值	临床解释
阴性值	无宿主因素和临床表现可排除侵袭性真菌感染
阳性值	有宿主因素和（或）临床表现可诊断侵袭性真菌感染，如不具备宿主因素和侵袭性真菌感染临床症状，也不要轻易诊断
灰色区间	结合临床和其他真菌检查综合评判，并需动态观察

1. 不同试剂盒诊断值不同；

2. 建议将 G 试验两次阳性结果认定为具有诊断价值

半乳甘露聚糖（galacto – mannan，GM）抗原是曲霉细胞壁上的一种多聚抗原，菌丝生长时，能从薄弱的菌丝顶端释放，是最早释放的真菌抗原,可称为曲霉的分子标志物。GM 释放量与菌量成正比,可以反映感染程度。文献报道循环 GM 的检测可比侵袭性曲霉病(IA)临床症状平均早 5 ~ 8 d,比高分辨 CT 扫描平均早 7.2 d,比开始经验性抗真菌治疗平均早 12.5 d。有2/3的血液肿瘤患者在其他诊断方法阳性之前 6 ~ 14 d(平均 8 d)即可检测到 GM 。适于侵袭性曲霉感染的早期诊断(表 8 – 5)。

表 8 – 5　GM 试验结果判断及临床意义

诊断值	临床解释
阴性值	如果无宿主因素和临床表现可排除侵袭性曲霉菌感染
阳性值	如果有宿主因素和(或)临床表现可诊断侵袭性曲霉菌感染,如无宿主因素和侵袭性曲霉菌感染临床症状,则不能诊断
灰色区间	结合临床和其他曲霉菌检查综合评判,并需动态观察

1. 不同试剂盒诊断值不同;
2. 多数临床指南和专家认为:GM 试验连续两次检验阳性被认定为具有诊断价值

4. 血标本的规范采集　粒细胞缺乏症患者一旦出现发热,就应立即进行血培养检查。

(1)皮肤消毒:

①用75%乙醇擦拭静脉穿刺部位待30 s 以上。

②用一根碘酊或碘伏棉签消毒皮肤(1% ~ 2% 碘酊 30 s 或 10% 碘伏消毒 60 s),从穿刺点向外以 1.5 ~ 2 cm 直径画圈进行消毒。

③用75%乙醇脱碘。

严格执行三步消毒后,可行静脉穿刺采血。注意对碘过敏的患者,只能用75%乙醇消毒,消毒60 s,待穿刺部位乙醇挥发干燥后穿刺采血。

(2)培养瓶消毒程序:

①用75%乙醇或碘溶液(不要使用碘)消毒血培养瓶橡皮塞子。

②乙醇作用待60 s。

③在血液注入血培养瓶之前,用无菌纱布清除橡皮塞子表面剩余的乙醇,然后注入血液。

要点:血培养的关键是防止皮肤寄生菌或环境引起的污染,由污染菌引起的假阳性增加了患者抗生素的使用量,延长了住院日,延误病情诊断并增加了经济负担等。然而,在理想的消毒条件下,仍有3%~5%血培养中混有污染菌,它们来源于皮肤(表皮葡萄球菌、痤疮丙酸杆菌、梭杆菌属、类白喉群)或来源于环境(革兰阳性芽孢杆菌属,不动杆菌属),这些微生物有时有致病作用。对两次不同部位血培养生长同一种微生物,不同类无菌部位标本培养中生长同一种微生物,微生物快速生长(48 h)。上述情况下,应考虑是真正的感染。

(3)采血量:对于成人血培养的标本量少于10 ml不易培养出细菌,每瓶最低限量应是10 ml血液,20~30 ml最合适,血液和肉汤的比一般推荐为1:5~1:10。几乎所有现代的血培养系统血液量均在10 ml以上。儿童,特别是新生儿很难获得大量的血液,对婴幼儿和儿童,一般静脉采血1~5 ml用于血培养,当细菌浓度足够高时,血液少于1 ml也足以检测菌血症。标本量大于1 ml,细菌量也增加,对于感染的儿童每毫升血液比成人有更多的微生物。

(4)血培养的数量和采血时间:对间歇性菌血症,用于培养的血液应在估计寒战或体温高峰到来之前采集,因为细菌流入血液与寒战发作通常间隔1 h,在发热时血液可能没有细菌,实际上,血培养通常是在寒战或发热后进行。由于细菌很快会从血液中清除,因此,在寒战或发烧后应尽快抽取血培养。不推荐在任意时间抽取静脉血进行培养,研究资料表明任意时间采血并不能提高微生物的检出率。实际上已经证明在24 h内同一时间或任意时间抽血培养发现微生物的结果相似。无论何时,采集血培养应该在使用抗生素之前进行,推荐同时采集2~3瓶,每瓶20~30 ml血样进行培养来做最初的评估,这也更切合实际。先前抗生素治疗可能导致血培养结果阴性,微生物延迟生长更为常见。

① 怀疑急性原发性菌血症、真菌菌血症、脑膜炎、骨髓炎、关节炎或肺炎的患者:应立即采集2或3份血培养瓶,快速进行血培养。

② 不明病原的发热,如隐性脓肿,伤寒热和波浪热:发热开始采集2或3份血培养。24~36 h后,估计温度升高之前(通常在下午)立即采集2份以上血培养。

③ 怀疑菌血症或真菌菌血症,血培养结果持续阴性,应改变血培养方法,以便获得罕见的或苛养的微生物。

④ 感染性心内膜炎,对急性心内膜炎患者1 h(2 h内)采集3份血培养,如果所有结果24 h后阴性,再采集3份血培养。入院前两周内接受抗生素治疗的患者,连续3 d采集血培养,每天

2份。

要点:大部分临床医生对成年患者采集血量不足,采集血培养份数不够,采血时机不合适,通常在患者体温高热时,24 h内采集一瓶血培养,降低了血培养的阳性率,不符合采血的基本规程,实验室应该做大量宣传沟通工作。

(5)运输标准:采血后血培养瓶或采集管应立即送到临床微生物实验室。血培养瓶和采集管短期内置于室温不影响细菌检出,不要冷藏,如果血培养瓶在送往实验室培养或自动化仪器检测之前不得已需放置一段时间,应置于35~37℃孵箱中。

5. 影像学检查的意义 影像学检查对于肺炎、脑膜炎、鼻窦炎、腹腔或盆腔脓肿诊断有重要意义,对于发热患者应及早进行检查。

第九章

抗菌药物使用管理

抗菌素的使用对耐药菌产生具有重要影响,根据《抗菌药物临床应用指导原则》和《2012 年抗菌药物专项整治》活动的规定,住院患者的抗生素使用率不能高于60%,使用抗生素治疗患者的送检率不低于30.0%,使用限制抗菌药物治疗患者的送检率应不低于50.0%,使用特殊抗菌药物治疗患者的送检率不能低于80.0%。医疗机构应根据患者感染情况、病原学检测结果及药敏结果合理使用抗生素,因此在选择抗生素时需要积极送检以指导抗生素选择应用。如果使用前未送检,3 d 内必须根据病原学检测结果及药敏结果调整抗生素的使用。送检率见表9 – 1。

表9 – 1 2011 ~ 2013 年 10 月抗生素使用及送检率

| 时间 | 2011 年 | | | 2012 年 | | | 2013 年 | | |
	使用人数	使用率 %	送检率 %	使用人数	使用率 %	送检率 %	使用人数	使用率 %	送检率 %
1 月	1321	42.4	63.5	1411	42.6	67.0	1640	42.2	71.3
2 月	1259	45.4	62.8	1735	45.3	67.8	1128	36.3	71.6

续表

| 时间 | 2011 年 | | | 2012 年 | | | 2013 年 | | |
	使用人数	使用率 %	送检率 %	使用人数	使用率 %	送检率 %	使用人数	使用率 %	送检率 %
3 月	1858	45.3	64.0	1794	42.8	68.2	1556	36.7	71.7
4 月	1790	46.7	64.2	1554	39.8	68.5	1505	36.8	71.8
5 月	1867	45.5	64.8	1587	39	68.7	1535	36.1	72.2
6 月	1787	45.5	65.5	1406	38.9	69.3	1421	35	72.30
7 月	1783	45.8	66.7	1491	39.1	69.2	1522	35.4	70
8 月	1924	46.5	66.8	1387	38.6	69.4	1427	36.6	73.70
9 月	1752	43.9	67.4	1280	38.8	69.1	1335	33.9	77.40
10 月	1635	41.6	67.6	1274	37.2	69.5	1640	42.2	71.3
11 月	1868	41.8	68.0	1069	27.2	69.7			
12 月	1887	44.5	67.8	1541	40.8	70.0			

一、抗菌药物的分级管理

医师使用抗菌药物应严格遵守分级管理的规定,住院医师有使用非限制性抗菌药物的处方权,副主任医师有使用限制性抗菌药物的处方权,副主任医师虽有使用特殊类抗菌药物的处方权,但是必须得到主任批准。

(一)非限制使用抗菌药物

经临床长期应用证明安全、有效,对细菌耐药性影响较小,价格相对较低的抗菌药物,任何医生都可以使用。常用药物见表9-2。

表9-2　非限制使用抗菌药物品种和权限

特点	权限	药物品种	时间/每处方
不易引起耐药或价格较低	住院医师及以上	青霉素类：青霉素、氨苄青霉素、阿莫西林、阿莫西林钠/克拉维酸、美洛西林、氨苄西林钠/舒巴坦、苯唑西林	不超过3日量
		孢菌素类：头孢拉定、头孢氨苄、头孢羟氨苄、头孢呋辛、头孢克洛、头孢曲松	
		喹诺酮类：诺氟沙星、氧氟沙星、环丙沙星、左氧氟沙星	
		氨基糖苷类：链霉素、庆大霉素、阿米卡星、依替米星	
		大环内酯类：红霉素、罗红霉素、阿奇霉素（口服）	
		克林霉素类：克林霉素	
		抗真菌药：氟康唑（口服）、伊曲康唑胶囊	
		抗病毒类：利巴韦林、阿昔洛韦	
		其他类：磺胺类、呋喃唑酮、米诺环素、替硝唑、甲硝唑、奥硝唑、磷霉素	

（二）限制使用抗菌药物

与非限制使用抗菌药物相比较，这类药物在疗效、安全性、对细菌耐药性影响、药品价格等某方面存在局限性，不宜作为非限制药物使用。需具有高级职称的医师批准方可使用。常用药物见表9-3。

表 9 - 3　限制使用抗菌药物品种和权限

特点	权限	药物品种	时间/每处方
不易引起耐药或价格较低	副主任医师以上	青霉素类:替卡西林/克拉维酸、哌拉西林/他唑巴坦	不超过3日量
		头孢菌素类:头孢哌酮、头孢他啶、头孢曲松、头孢替安、头孢哌酮/舒巴坦、头孢丙烯、头孢孟多、头孢克肟、头孢噻肟	
		喹诺酮类:加替沙星、莫西沙星	
		其他 β - 内酰胺类:头孢美唑	
		大环内酯类:阿奇霉素(注射剂)	
		氨基苷类:依替米星	
		四环素类:米诺环素	
		抗真菌类:伊曲康唑口服液、氟康唑(注射剂)、伏立康唑(口服剂)	
		其他:氨曲南、舒巴坦、更昔洛韦	

(三)特殊使用抗菌药物

不良反应明显、容易造成细菌耐药,不宜随意使用或临床需要倍加保护以免细菌过快产生耐药而导致严重后果的抗菌药物;新上市的抗菌药物;其疗效或安全性方面的临床资料尚少,或不优于现用药物者;价格昂贵的抗菌药物。需有细菌学证据,并得到高级职称医师批准。常用药物见表 9 - 4。

表9－4　特殊使用抗菌药物品种和权限

特点	权限	药物品种	时间/每处方
易引起耐药或价格高	副主任医师以上并有主任批准	第四代头孢菌素:头孢吡肟、头孢匹罗、头孢噻利等	不超过3日量
		碳青霉烯类:亚胺培南/西司他丁、美罗培南、帕尼培南/倍他米隆、比阿培南等	
		多肽类与其他抗菌药物:万古霉素、去甲万古霉素、替考拉宁、利奈唑胺等	
		其他β－内酰胺类:氨曲南	
		四环素类:替加环素	
		四抗真菌药物:卡泊芬净,米卡芬净,伊曲康唑、伏立康唑、两性霉素B含脂制剂、醋酸卡泊芬净等	

（四）抗菌药物分级使用原则

1. 一般对轻度感染与局部感染患者应首先选用非限制类抗菌药物进行治疗。

2. 对严重感染、免疫功能低下者合并感染或病原菌只对限制类抗菌药物敏感时可选用限制类抗菌药物治疗。若无药敏依据,应由具有中级以上专业技术职称的医师在相关医疗文书记录中签名,或由感染科医师、临床药师会诊记录。

3. 特殊抗菌药物应严格控制使用。选用时除了应具有严格临床用药指征或确凿依据（如细菌培养及药物试验报告等）,还应当经医疗机构抗感染或有关专家会诊同意,由具有高级专业技术职称的医师开具处方。特殊使用级抗菌药物临床应用管理流程见图 9 – 1。

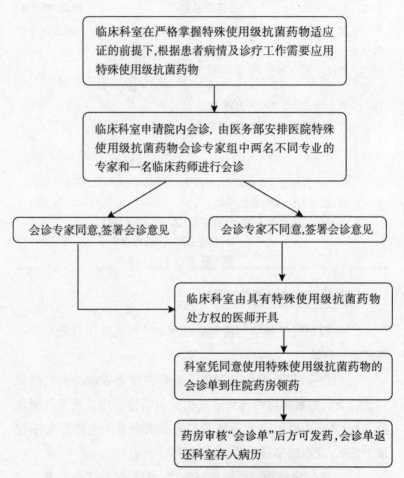

图 9 – 1　特殊使用级抗菌药物临床应用管理流程

4. 紧急情况下临床医师可以越级使用高于权限的抗菌药物,但仅限于 1 d 用量。

二、抗菌药物使用前送检率的要求

根据卫生部 2012 年抗菌药物专项整顿中提出的对不同分级抗菌药物使用前进行必要的微生物学检查标本送检率的规定,非限制级抗菌药物使用前送检率≥30%,限制级抗菌药物使用前送检率≥50%,特殊级抗菌药物使用前送检率≥80%,从而提高使用抗菌药物的针对性和适用性。

为了实现对全院医院感染病例(也包括社区感染性病例)致病微生物及其耐药性的监测,临床医师必须做好细菌学检查标本的及时、全面送检。卫生部规定医院感染病例细菌学标本送检率应达到 70%以上。且临床必须规范地采集标本,保证送检标本的合格。

送检病原学检查包括:

1. 无菌液体细菌涂片。

2. 合格标本细菌培养。

3. 肺炎链球菌尿抗原。

4. 军团菌抗原/抗体检验。

5. 真菌涂片及培养。

6. 血清真菌 G 实验或 GM 实验。

7. 血清降钙素原检验(PCT)。

8. 其他必要的病原学检查。

三、跟踪细菌耐药率的方法及意义

医院和各科室要根据检验科微生物实验室发布的细菌耐药

率报告组织医生讨论,及时掌握细菌耐药的动态,并根据耐药状况,对抗菌药物进行合理调整。对主要目标细菌耐药率超过30%的抗菌药物,医生应提高警惕;耐药率超过40%的抗菌药物,应慎重作为经验用药使用;耐药率超过50%的抗菌药物,应参照药敏试验结果选用;耐药率超过75%的抗菌药物,应暂停该类抗菌药物的临床应用,根据追踪细菌耐药监测结果,再决定是否恢复其临床应用。具体做法:

1. 停止用某种已经广泛耐药的品种。

2. 有计划轮换使用某些品种。

3. 在治疗过程中采取几种药物的交替使用。

四、抗菌药物合理、科学的使用

(一) 中性粒细胞缺乏伴发热患者抗菌药物治疗

根据《2012 年中国中性粒细胞缺乏伴发热患者抗菌药物临床应用指南》和美国感染病学会的《发热伴中性粒细胞缺乏患者治疗指南》,我们建议临床医生首先对中性粒细胞缺乏伴发热患者进行风险评估,其中预计在 7 d 内,中性粒细胞缺乏将消失,无活动性合并症,同时肝肾功能正常或损害较轻且稳定者,属于低危患者,而不符合低危标准的患者均按照高危患者指南进行治疗,然后选择具有杀菌活性、抗假单胞菌活性、安全性高的药物进行初始经验性抗菌药物治疗,并对患者进行密切观察。

对于低危患者,推荐联合口服环丙沙星和阿莫西林－克拉维酸,或单一使用左氧氟沙星,对接受氟喹诺酮类预防的患者,

应选择 β 内酰胺类药物治疗。

对于高危患者,推荐单一使用抗假单胞菌 β 内酰胺类药物。当存在低血压、肺炎等并发症或耐药菌感染时,可联合使用其他抗菌药物。目前,中性粒细胞缺乏伴发热患者初始抗菌药物治疗中大量采用联合疗法,或使用万古霉素、替考拉宁等抗需氧革兰阳性球菌活性药物,虽然疗效较好,但易引起菌体耐药等问题,不推荐使用。此外,口腔黏膜炎中性粒细胞缺乏伴发热的患者可单一使用头孢吡肟、碳青霉烯类和哌拉西林 – 他唑巴坦等抗草绿色链球菌药物。

(二)感染患者治疗性抗菌药物治疗

1. 正确判断和对待细菌定植问题:区分细菌定植和感染非常重要。由于定植菌不一定导致感染,全身用药清除定植菌效果差,而且在多数情况下是不必要的,反而导致和增强细菌耐药,因此对于定植菌一般不采取治疗。但是定植菌,特别是 MRSA 又是医院感染的重要来源,研究表明 1/3 有定植菌的患者最终将发生感染。给予这些细菌定植者"接触隔离"和局部清除定植菌是必要的策略。

2. 应根据病原菌、感染部位、感染严重程度和患者的生理、病理情况制订抗菌药物治疗方案,包括抗菌药物的选用品种、剂量、给药次数、给药途径、疗程及联合用药。

3. 抗菌药物的适应证:细菌性感染及支原体、衣原体、螺旋体、立克次体、真菌等病原微生物的感染,非上述病原微生物的感染,原则不用抗菌药物。临床确定适应证后根据经验选药的同时,应尽早采集相应部位的标本查明感染病原体,根据病原体种类及药物敏感试验结果调整用药。

4. 抗菌药物的联合应用要有明确指征,单一药物可有效治疗的感染不需联合用药,仅在下列情况时采取联合用药:

(1)病原未明的严重感染,包括免疫缺陷者的严重感染。

(2)应用单一药物难以控制的需氧菌及厌氧菌混合感染,2种或2种以上病原菌感染。

(3)单一抗菌药物不能有效控制的感染性心内膜炎或败血症等重症感染。

(4)单一药物不能有效控制的耐药菌株感染,特别是医院内感染。

(5)需长期用药,但病原菌易对某些抗菌药物产生耐药性者,如抗结核药物的联合应用。

(6)联合用药的协同作用可使单一抗菌药物剂量减小,因而减少不良反应。

5. 优化抗生素应用

(1)最合适的选择:细菌对之敏感就是最合适的选择,即细菌学指导下的抗生素应用。但经验用药是不可缺少的,目的是及时治疗,尽早控制病情。但3 d以后必须进行评估,若无效必须考虑更换抗菌药物,更换依据最好根据细菌学证据或者根据经验重新调整。

(2)最佳的给药时机:感染一旦确诊,应在4 d内开始治疗,初始治疗的有效性以及经验性用药的后续治疗。无论是经验治疗,还是根据细菌学治疗,初始治疗的抗菌药物必须能覆盖可能存在的所有致病菌。必要时,可采取降阶梯治疗方法。但是经验性广谱抗菌治疗时间不能长,一般 48～72 h,之后必须参考病原学诊断和治疗反应进行调整,改用广谱抗菌药物为有针对性的相对窄谱的抗菌药物治疗,有助于减少耐药性和降低病死率。

（3）最合理的给药方式:①根据药代动力学和药效动力学科学用药和防细菌突变措施。抗菌药物浓度与菌落量的关系见图 9-2。②要根据药代动力学（PK）和药效动力学（PD）来正确用药。③其他措施:如增加剂量、增加给药次数和延长静滴时间,

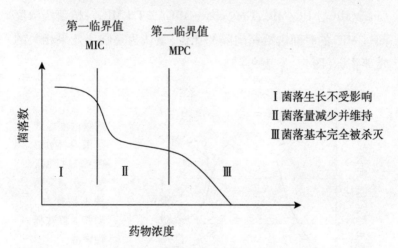

图 9-2　抗菌药物浓度与菌落量的关系

第一临界值,是抗菌药物最低抑菌浓度 - MIC

第二临界值,是将所有耐药菌杀灭的浓度 - MPC

MPC:耐药突变预防浓度,是防止耐药突变菌株产生的最低药物浓度,当抗生素浓度高于此浓度时,可以在杀菌的同时,尽可能防止或延缓耐药的发展。MPC 越低,防细菌突变能力越强

目的是增加 T > MIC 占给药间隔的百分率。例如同样是美平 1 g 静滴,随着静脉滴注持续时间的延长,T > MIC 的百分率逐步增加,对细菌的杀伤力增加。

时间依赖型和浓度依赖型两类抗菌药物,使用原则截然不同。浓度依赖型强调每日一次给药,时间依赖型强调每日内间隔给药。两者药量在体内维持超过 MSW,达到 MPC 水平。

主要的药代动力学参数包括抗菌药的最高血药浓度(Cmax)、血中药时曲线下面积(AUC)、血药浓度半衰期。其中 Cmax/MIC、AUC/MIC、Time above MIC(%T > MIC):抗菌药浓度超过 MIC 的时间占给药间隔的比例,被认为是临床效果相关的重要指标(图 9 - 3、表 9 - 5)。

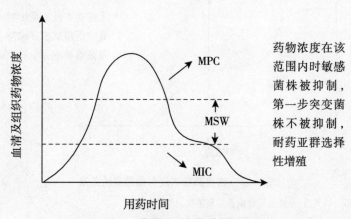

药物浓度在该范围内时敏感菌株被抑制,第一步突变菌株不被抑制,耐药亚群选择性增殖

图 9 - 3　药物浓度与用药时间关系

介于 MIC 和 MPC 之间的抗生素血药浓度实质上是药物的"危险地带"可以加速耐药亚群的选择,用药时要尽可能避免这个浓度

表 9-5 抗生素 PK/PD 分类

最重要参数	抗生素	给药方式和剂量
> MIC 时间依赖性	青霉素、头孢菌素类、大环内酯类 林可霉素、单环β内酰胺类	达到 4~8 倍 MIC 的剂量，间隔给药，使血药浓度持续大于 MIC 或 50% MIC（轻度感染） q 6~8 h,持续输注更好
AUC-24h/MIC 时间依赖而抗菌活性长久	碳青霉烯类、阿奇霉素等 糖肽类、唑类抗真菌药	q 8~12 h
AUC-24h/MIC Cmax/MIC 浓度依赖性	氨基糖苷类、氟喹诺酮类、甲硝唑 四环素类、两性霉素 B	单次剂量给药（氨基糖苷类每 24 h 一次）

AUC0-24:24 h 药物浓度时间曲线下面积(AUC),血药浓度（Cmax）

第十章

耐药菌管理

多重耐药菌感染已成为医院内感染的主要致病菌,肿瘤患者由于自身免疫功能减低,加之化疗和放疗,造成粒细胞减少,吞噬功能减弱,淋巴细胞减少,细胞和体液免疫功能进一步降低。此类患者住院时间长,多接受侵袭性操作,易受长期隐藏在病房中的多重耐药菌感染,成为医院多重耐药菌感染的高危人群。

一、多重耐药菌感染现状

据调查,医院感染中占重要位置的细菌均为耐药率较高的细菌,包括大肠埃希菌、铜绿假单胞菌、肺炎克雷伯菌、鲍曼不动杆菌、金黄色葡萄球菌、肠球菌,而且呈持续上升趋势。其中耐药菌包括耐甲氧西林金黄色葡萄球菌(MRSA)、耐万古霉素的肠球菌(VRE)、产 ESBLS 的大肠埃希菌和肺炎克雷伯菌、多重耐药的鲍曼不动杆菌和铜绿假单胞菌、多重耐药的嗜麦芽寡氧单胞菌、对最广谱的抗菌药物碳青霉烯类耐药的产碳青霉烯酶包括产 NDM－1 的细菌。在我国,40% 医院内感染的致病菌为耐药菌。耐药菌的增长率达 26%,居世界首位,MDR 成为医院感染的主流。院内 MRSA 感染的比例在40.3%~78.3%,临床分离的葡萄球菌中,50%以上为耐甲氧西林葡萄球菌。而大肠埃希菌对氟喹诺酮类耐药率接近80%,产 ESBLS 细菌比例在30%~80%。近两年,耐碳青霉烯类的铜绿假单胞菌上升到30%,泛耐药不动杆菌比例也高达20%。此外,真菌(主要是白色假丝酵母菌)在病原菌构成中居首位,这可能与近几年广谱、高档、多联、滥用抗菌药物直接相关;特别是恶性肿瘤晚期患者大剂量抗菌药物、激素、免疫抑制剂的应用导致菌群失调,造成二重感染的发生和加重。在恶性血液病和中性粒细胞减少的患者中,30%的粒细胞缺乏者可出现侵袭性真菌感染,且病死率达60%。分离出的病原菌大多为多重耐药菌,已成为医院内感染最棘手的严重问题。

307 医院 2010~2013 年调查结果显示:

1. 三年来分离出病原微生物居前五位的始终是白色假丝酵母菌、大肠埃希菌、肺炎克雷伯菌、铜绿假单胞菌、鲍曼不动杆菌,此外,粪肠球菌也是主要病原菌。见表10-1。

2. 主要病原菌中的耐药株也有逐年增加的趋势,见表10-2。

表 10 - 1　2010 ~ 2012 年细菌及真菌检出情况一览表

年度	共计(株)	细菌												真菌			
		大肠埃希菌		铜绿假单胞菌		肺炎克雷伯菌		鲍曼不动杆菌		嗜麦芽窄养单胞菌		粪肠球菌		白色假丝酵母菌		其他真菌	
		株数	检出率	株数	检出率	株数	检出率	株数	检出率	株数	检出率	株数	检出率	株数	检出率	株数	检出率
2010 年	7826	556	7.1	803	10.3	461	5.9	696	8.9	347	4.4	—	—	1479	18.9	952	12.2
2011 年	11543	537	4.7	997	8.6	628	5.4	1143	9.9	—	—	406	3.5	1828	15.8	960	8.3
2013 年	13981	625	4.5	999	7.1	718	5.1	1025	7.3	—	—	353	2.5	1629	11.7	944	6.8

表 10 - 2　2010 ~ 2012 年主要病原菌耐药率

病原体名称	2010 年			2011 年			2012 年		
	检出例次	耐药数	耐药率(%)	检出例次	耐药数	耐药率(%)	检出例次	耐药数	耐药率(%)
大肠埃希菌	556	407	73.2	537	402	74.9	625	393	62.9
铜绿假单胞菌	803	645	80.3	997	981	98.4	999	868	86.9
肺炎克雷伯菌	461	200	43.4	628	279	44.4	718	302	42.1
鲍曼不动杆菌	696	611	87.8	1143	983	86	1025	834	81.4
尿肠球菌	265	262	98.9	406	395	97.3	353	344	97.5
金黄色葡萄球菌	447	375	83.9	668	556	83.2	534	425	79.6
粪肠球菌	156	137	87.8	220	197	89.5	155	143	92.2

二、多重耐药菌感染的预防隔离措施

(一)多重耐药菌感染发生的预防措施

1. 提高医务人员的思想意识,加强合理使用抗生素培训并进行年度考核。

2. 药剂科、检验科、感染控制科联合协作监测,做到早发现、早隔离、早治疗、早通报。

3. 请外院抗感染治疗专家对我院医务人员进行多重耐药菌传播的危险及预防措施的培训教育,掌握并实施预防和控制多重耐药菌传播的措施。

4. 严格控制医师越级使用抗生素,特殊使用抗生素应有院内专家会诊意见。

5. 治疗用药时积极查找病原,及时送检,减少经验用药,以减少耐药菌以及多重耐药菌的产生。

(二)多重耐药菌传播的隔离措施

一旦发生多重耐药菌的感染,必须对感染患者采取及时有效的隔离措施,以防止多重耐药菌的传播(表10-2)。

1. 通报全科人员,做到全科医务人员知晓,科室记事板及病历夹均有标志。防止多重耐药菌在病区内的播散甚至暴发的出现。

表 10 –2　常见多重耐药菌感染患者的隔离措施

措施	耐甲氧西林/苯唑西林金黄色葡萄球菌	耐万古霉素的金黄色葡萄球菌	其他多重耐药菌
患者安全	单间或同种病原同室隔离	单间隔离	单间或同种病原同室隔离
人员限制	限制,减少人员插入	严格限制,医护人员	限制,减少人员出入,相对固定,专人诊疗护理
手部卫生	遵循 WS/T 313	严格遵循 WS/T 313	遵循 WS/T 313
眼、口、鼻防护	近距离操作,如吸痰、插管等戴防护镜		
隔离衣	可能污染工作服时穿	应穿一次性隔离衣	可能污染工作服时穿
仪器设备	用后清洗、消毒和(或)灭菌	专用,用后清洗与灭菌	用后清洗、消毒和(或)灭菌
物体表面	每天定期擦拭消毒　擦拭用抹布后消毒	每天定期擦拭消毒　抹布专用,用后消毒	每天定期擦拭消毒　擦拭用抹布后消毒
终末消毒	床单位消毒注1	终末消毒注2	床单位消毒
标本运送	均密闭容器运送		
生活物品	无特殊处理	清洁、消毒后方可带出	无特殊处理
医疗废物	防渗漏容器吞送,利器放入利器盒	防渗漏容器吞送,利器放入利器盒,双层医疗废物袋防	防渗漏容器吞送,利器放入利器盒
解除隔离	临床症状好转或治愈	临床症状好转或治愈	临床症状好转或治愈连续2次培养阴性

摘自:卫生部医院隔离技术规范,2009 年 4 月 1 日发布,WS/T 311 – 2009。

注1:床单位消毒指对患者的床上物品和床本身进行消毒和灭菌。

注2:终末消毒是指患者离开隔离病房和隔离区域之后的彻底消毒措施。包括空气、环境、物品等。目的是彻底杀灭环境中的耐药细菌,防止扩散。

2. 感染患者应首选单间隔离,也可以将同类多重耐药菌感染者或定植者安置在同一房间。隔离病房不足时,可考虑进行床边隔离,床旁挂有醒目的橙色隔离标志牌。不能与气管插管、深静脉留置导管、有开放伤口或者免疫功能抑制患者安置在同一房间。当感染者较多时,应保护性隔离未感染者。

3. 减少患者向环境释放细菌:有呼吸机要密闭吸痰,痰液要密闭放置。

4. 强化医务人员手卫生管理。接触患者前后、接触患者周围环境前后、摘手套后立即洗手及卫生手消毒,防止交叉传播。

5. 加强诊疗环境的卫生管理。对于非急诊用仪器(如血压计、听诊器、体温表、输液架等)应专人专用。其他不能专人专用的物品,在每次使用后必须消毒。

6. 对患者经常接触的物体表面、设备设施表面,应当每班进行清洁和擦拭消毒。出现或者疑似有多重耐药菌感染暴发时,应当增加清洁和消毒频次。被患者血液、体液污染之处应立即消毒。

7. 患者转诊之前应通知接诊的科室,以便采取相应传播控制措施。

8. 感染患者污染物品分类放置,放入双层医疗垃圾袋内并密闭,外有明显标志。医疗垃圾严格规范的无害化处理。

9. 继续进行感染患者的病原学监测,同时对其他患者进行相关病原学筛查,发现同类情况采用同样方法处理。

10. 注意抗生素的合理使用,认真落实抗菌药物临床应用指导原则,根据细菌培养和药敏试验结果正确、合理使用抗感染药物,减少和延缓耐药菌的产生。

11. 患者标本连续 2 次(间隔应大于 24 h)耐药菌培养阴性或感染已经痊愈但无标本可送,方后解除隔离。患者出院后进行严格终末消毒。

12. 如果采取以上控制借施,但传播仍然继续,该病区应暂停收治患者,对环境进行彻底清洁、消毒和评估。

13. 由科主任和护士长共同负责对病区内的耐药患者的接触隔离措施的落实情况,相关医护、保洁人员应积极配合,并做好患者及家属的相关知识的健康宣教工作。

14. 感染控制专职人员严格执行耐药菌患者的每日稽查工组,认真填写耐药菌控制稽核表(表 10 – 3),对发现的问题及时告知有关医护人员和管理者,并督促落实。

三、多重耐药菌(MDRO)感染的报告及处理制度

307 医院监测的多重耐药菌(MDRO)有:耐甲氧西林金黄色葡萄球菌(MRSA)、泛耐药的鲍曼不动杆菌、铜绿假单胞菌(PDR)、耐万古霉素的肠球菌(VRE)、耐碳氢酶烯类的肠杆菌等。

1. 微生物实验室检测到多重耐药菌株时,应立即电话通知所在科室主治医师,同时电话通知医院感染控制科。

2. 科室接到"多重耐药菌"的报告后,立即报告科主任、护士长,采取相应的预防控制措施。如诊断为医院感染的,填写"医院感染报告卡"和"特殊感染病历报告卡",及时报感染控制科。

表 10-3 耐药菌控制隔离稽核表

日期	科室	患者姓名	感染诊断	耐药菌名称	调整抗生素	主管医生	接触隔离							标准预防				得分
							床旁隔离	单间隔离	隔离标志	物品专人专用	物表环境消毒3次/日	手消毒液	废物密闭管理	专护措施	手卫生 接触前	手卫生 接触后	手套	隔离衣	口罩帽子

3. 医生接到微生物实验室检测到多重耐药菌株报告后开长期隔离医嘱，由护士执行隔离制度。

4. 医院感染控制科接到微生物实验室的报告后，立即到临床科室进行流行病学调查，并指导科室做好接触隔离和预防控制措施。

5. 多重耐药菌危急值报告制度

（1）医学检验中心发现多重耐药菌后第一时间通知临床科室，临床科室做好患者隔离工作，有电话记录。同时报告医院感染控制科。

（2）医院感染控制科接到报告后，做好记录，向临床发放多重耐药菌处理措施提示卡，同时要求科室做好隔离控制措施，并在患者一览表和床头卡上贴上隔离标志。

（3）临床科室接到报告后，严格按照医院感染控制科的要求做好多重耐药菌消毒隔离与预防控制工作。

（4）医院感染控制科督导检查临床科室隔离措施、自我防护措施是否到位。

6. 根据以上报告处理制度，建立了多重耐药菌感染监控的标准流程（图 10 - 1）。

四、多重耐药菌的抗生素预警制度

1. 及时向临床科室公布全院细菌耐药情况，做到每季度通报一次。该工作由医院感染控制科、医学检验中心、药学部统一完成。医院感染控制科、医学检验中心负责提供相关的病原学检查数据，药学部负责数据的分析、评价和总结，细菌耐药分析结果由三部门共同签署联合公示。

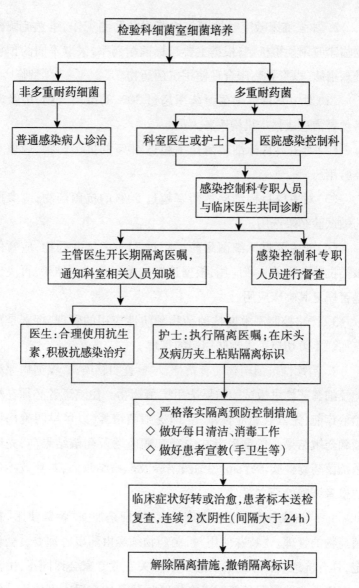

图 10-1 多重耐药菌感染监控标准流程

2. 加强临床微生物检测与细菌耐药监测工作,建立抗菌药物临床应用预警机制,根据主要目标菌耐药率,采取不同的预警处理措施,以指导临床合理使用抗菌药物。

(1)对主要目标细菌耐药率超过30%的抗菌药物,应及时将预警信息通报本机构医务人员。

(2)对主要目标细菌耐药率超过40%的抗菌药物,应慎重经验用药。

(3)对主要目标细菌耐药率超过50%的抗菌药物,应参照药敏试验结果选用。

(4)对主要目标细菌耐药率超过75%的抗菌药物,应暂停该类抗菌药物的临床应用,根据追踪细菌耐药监测结果,再决定是否恢复其临床应用。

3. 严格控制围术期抗菌药物预防性应用的管理,特别是重点加强Ⅰ类切口手术预防用药的管理。

4. 治疗性抗菌药物需有指征,尽早查明感染源,根据病原种类及细菌药物过敏试验结果选用抗菌药物。住院患者必须在开始治疗前,先留取相应标本,立即送细菌培养,以尽早明确病原菌和药敏结果。危重患者在未获知病原菌及药敏结果前,先给予抗菌药物经验治疗,获知细菌培养及药敏结果后,对疗效不佳的患者调整给药方案。

5. 严格执行药物分级管理制度,特别是加强"特殊使用"抗菌药物的管理。"特殊使用"抗菌药物须经由药事管理委员会认定、具有抗感染临床经验的感染或相关专业专家会诊同意,由具有高级专业技术职务任职资格的医师开具处方后方可使用。医师在临床使用"特殊使用"抗菌药物时要严格掌握适应证,药师要严格审核处方。紧急情况下未经会诊同意或需越级使用的,处方量不得超过 1 日用量,并做好相关病历记录。

6. 医院抗菌药物专家组每月对全院抗菌药物进行合理评价分析,并将抗菌药物合理应用列入科室考核目标之一。

五、耐药菌感染患者的治疗

如何对耐药菌感染患者进行抗菌药物治疗,应当采取针对不同耐药菌的区别治疗,彻底治疗耐药菌感染的患者,消灭耐药菌传播的源头。

1. 肠杆菌科细菌是最主要的医院感染多发细菌,大肠杆菌在泌尿道感染占第一位,在菌血症占第二位或第三位,也是引起腹腔感染的主要致病菌。肠杆菌科细菌包括大肠杆菌、肺炎克雷伯菌、枸橼酸杆菌、产气肠杆菌等。耐药的主要问题的是产超广谱酶或碳青霉烯酶问题。对于前者可以使用加酶抑制剂的药物,如哌拉西林 - 他唑巴坦、头孢哌酮 - 舒巴坦,或者使用阿米卡星,或者使用头孢霉素类,或者使用碳青霉烯类,如亚胺培南、美洛培南和厄他培南,临床选择的空间较大;但是对于后者建议使用黏酶菌素、替加环素、米诺环素,但是是否有效尚不明确,虽然体外能证明这些药物可能有活性,但是不能代表临床就一定有效。减少产碳青霉烯酶耐药菌株的生成,只有尽量控制碳青霉烯类抗菌药物的使用。

2. 铜绿假单胞菌感染主要使用第三代头孢霉素(如头孢他啶)、氨基糖苷类、第三代喹诺酮类(如氧氟沙星、诺氟沙星)、碳青霉烯类或加酶抑制剂。目前,铜绿假单胞菌对头孢他啶、头孢吡肟和氨曲南的体外敏感实验结果和临床使用效果有很好的相关性,所以在使用上述药物时,应更注意药物合理剂量和疗程。

3. 鲍曼不动杆菌在不同类型标本中敏感性略有不同,尿液标本分离出的菌株敏感性较好,而血液标本分离出的菌株敏感性很低。所以在治疗时,应注意不同部位感染治疗用药的选择。敏感菌株可选择的药物较多,如加酶抑制剂的 β - 内酰胺类、喹诺铜类、氨基糖苷类、碳青霉烯类等。但是对于耐药菌株感染可供选择的药物十分有限,可以尝试使用头孢哌酮 - 舒巴坦联合一种氨基糖苷类或者一种碳青霉烯类,或者使用米诺环素,但是至少有40%的菌株对米诺环素临床耐药。

4. 嗜麦芽寡养单胞菌近几年耐药性增加,复方新诺明、左氧氟沙星均可选择,而且在很多临床病例治疗中,复方新诺明有良好的疗效。

5. 厌氧菌是引起腹腔感染的重要致病菌,一般选用甲硝唑治疗,但是国内缺乏对该药物的敏感性研究。国外研究表明,厌氧菌对酶抑制剂、碳青霉烯类、替加霉素和头霉素类均很敏感。

6. 耐苯唑西林金黄色葡萄球菌(MRSA)分离率在不同地区、不同医院不同,MRSA 感染仍可选择万古霉素、去甲万古霉素、替考拉宁及复方新诺明。利奈唑胺、替加环素、头孢洛林和头孢吡普等新药必要时也可选择。

7. 耐万古霉素肠球菌(VRE)发生率很低,基本在 5% 以下。VRE 感染可试用利奈唑胺、喹努普汀、达福普汀、替加环素治疗。

第十一章

肿瘤监护病房的感染控制

肿瘤监护病房收治的患者主要是由院肿瘤科转入的急、危重症患者。此类患者机体免疫力低下,长期进行放、化疗以及侵入性诊疗操作,大多合并感染或存在感染的风险。对肿瘤监护病房的感染控制,是预防和降低肿瘤患者感染、提高肿瘤患者治愈率的必要有效手段。

一、肿瘤监护病房感染的现状

307 医院 2010~2013 年肿瘤监护病房感染数据进行调查,见表 11－1~11－5。

表 11－1　肿瘤监护病房 55 例患者痰培养病原菌检出情况

病原菌	株数	构成比（％）
鲍曼不动杆菌	26	25.5
铜绿假单胞菌	24	23.5
金黄色葡萄球菌	11	10.8
嗜麦芽假单胞菌	7	6.9
阴沟肠杆菌	7	6.9
大肠埃希菌	5	4.9
其他	22	21.5
合计	102	100.0

表 11 - 2 2010～2012 年内科监护病房细菌及真菌检出情况

年度	共计（株）	细菌												真菌			
		大肠埃希菌		铜绿假单胞菌		肺炎克雷伯菌亚种		鲍曼不动杆菌		嗜麦芽寡养单胞菌		粪肠球菌		白色假丝酵母菌		其他真菌	
		株数	检出率	株数	检出率	株数	检出率	株数	检出率	株数	检出率	株数	检出率	株数	检出率	株数	检出率
2010 年	1801	32	1.8	334	18.5	68	3.8	363	20.2	131	7.3	—	—	256	14.2	287	15.9
2011 年	2277	348	15.3	100	4.4	587	25.8	17	0.75	—	—	52	2.3	335	14.7	323	14.2
2013 年	2134	21	0.98	352	16.5	124	5.8	515	24.1	—	—	59	2.8	384	18	317	14.9

表 11 - 3 2010～2012 年肿瘤监护病房主要病原菌耐药株分离率

病原体名称	2010 年			2011 年			2012 年		
	检出例次	耐药数	耐药率（%）	检出例次	耐药数	耐药率（%）	检出例次	耐药数	耐药率（%）
大肠埃希菌	32	26	81.3	17	8	47.1	21	13	61.9
铜绿假单胞菌	334	304	91	348	345	99.1	352	329	93.5
肺炎克雷伯菌亚种	68	54	79.4	100	82	82	124	79	63.7
鲍曼不动杆菌	363	355	97.8	587	581	99	515	503	97.7
尿肠球菌	41	41	100	52	52	100	59	59	100
金黄色葡萄球菌	265	194	73.2	273	270	98.9	206	201	97.6
粪肠球菌	15	15	100	13	13	100	14	13	93

表 11 – 4　肿瘤监护病房医院感染部位比较

感染部位	2010 年	2011 年	2012 年
肺部感染	53（62.4%）	105（60.3%）	82（45.6%）
血流感染	5（5.9%）	20（11.5%）	18（0.1%）
泌尿系感染	22（25.9%）	29（16.7%）	49（27.2%）
肠道感染	3（3.5%）	6（3.4%）	17（9.4%）
软组织感染	—	1（0.6%）	—
感染性发热	—	1（0.6%）	—
口腔感染	—	—	—
上呼吸道感染	—	—	—
手术部位感染	—	—	1（0.6%）
其他	1（1.1%）	1（0.6%）	

表 11 – 5　2010～2012 年肿瘤监护病房感染率

年度	患者人数	感染人数	感染率（%）	千日医院感染率（‰）	感染例次	感染例次率（%）	千日医院感染例次率（‰）
2010 年	399	73	118.3	8.8	85	21.3	10.3
2011 年	505	129	25.5	16.4	174	34.5	22.1
2012 年	497	137	27.6	—	180	36.2	—

二、肿瘤监护病房的管理措施

（一）布局设施

1. ICU 应设在环境清洁、相对独立的区域。

2. 生活办公区、治疗区、监护区及污物处理区等分区明确，区域间有实际屏障。开放式病床每床的占地面积为 15~18 m^2。各区均设有足够的非手触式洗手设备和手消毒设施。监护室的空气净化装置每周定时清洗并有登记记录，保持清洁安静，空气新鲜。

3. 监护区每张床使用面积不应小于 9.5 cm^2，床间距 >2 m，每床之间应设屏风或拉帘相隔。根据床位数设置一定数量的隔离间。

4. 患者的安置应将感染患者与非感染患者分开，特殊感染患者单独安置。

（二）肿瘤监护病房消毒隔离的管理

1. ICU 内应保持整洁安静、空气流通，室温在 20~22℃；相对湿度 50%~60%。有净化装置者持续进行空气净化，无净化装置者，用动态空气消毒机进行空气消毒，每日 2 次。定期进行空气监测并使之符合要求。

2. 患者入室后，视病情进行卫生管理，更换病员服。需保护性隔离的患者，应优先安排治疗护理工作。对实行隔离的患者，按《医疗护理技术操作常规》的有关规定执行。特殊感染患者，床旁设明显标记，按规定进行隔离。

3. 地面：无明显血迹及污物污染时采用湿式清扫，如有污染随时用含氯消毒液擦拭消毒。病房、厕所、治疗室和换药室的拖布应分开固定使用，用后清洗消毒悬挂晾干备用。

4. 监护病房设感染监测员，每日监测使用中消毒液浓度，定时更换消毒液,每季度测试 1 次紫外线灯强度并登记。

5. 药疗室、治疗室应每日紫外线照射消毒 1 次,并登记签名。

6. 护理人员熟练掌握各种消毒方法、消毒液配制浓度及使用注意事项,指导保洁员每日用湿式清洁法清洁地面,当有血液、粪便及体液污染时,应先用消毒剂规范处理后再擦拭。收治高危患者和感染患者时,每日用消毒液擦拭地面及各类物体表面。

7. ICU 内的门窗、桌、椅及各种设备、物品表面,每日用消毒纸巾擦拭 2 次。物体表面受到病原体污染时,须立即消毒处理,用含 0.1% 氯消毒液擦拭及喷洒。

8. 患者衣服、被服每日更换 1 次,污染的被服及时更换,更换下来的被服放在污衣桶中。隔离的被服单独放入双层黄色垃圾袋中并注明"隔离"字样。

9. 治疗用物:雾化器面罩、管路固定专人使用,每周更换一次;负压吸引瓶、止血带等用后及时消毒。

10. 查体用具应放置在固定位置,专人使用,每次查房后消毒处理,患者离室后进行终末消毒。

11. 设立独立的气管镜清洗间,床旁支气管镜检查时,应用屏风、拉帘等进行简单的物理隔断,创造独立的空间。

12. 重复使用的呼吸机管道、湿化罐、细菌过滤器等用品,使用后必须及时进行消毒处理。

13. 患者呕吐物、分泌物、排泄物和体液等应先行消毒处理后方可倾倒。

14. 应为患者设置独立卫生间,并安装尿便清洗消毒机,有效避免尿、便等污染物在空气中的弥散。

15. 医疗废物和生活垃圾严格按标志分类放置于相应容器内。

16. 患者离室后进行床单位和病室终末消毒。

17. 短时间内出现 3 例或以上同种同原感染病例,应立即将患者全部转移,关闭监护病房,进行彻底的清洗、消毒,3 d 后重新开放。

(三)工作人员手卫生

1. 为了保护患者和工作人员双方,在进行呼吸道处理(如吸痰或清理口腔)、伤口换药、清洁留置导尿管患者会阴护理、灌肠等操作时,均应戴手套(一次性使用),或采用不接触的操作方法,不可与清扫病室、更换床单等工作同时进行。操作后应脱去手套立即认真洗手,严禁戴手套护理完一个患者后再去为另一患者进行护理。

2. 坚持洗手制度,进行无菌操作前及接触每一位患者前后均应认真洗手,或用速干手消毒剂进行手消毒,定期进行手的监测。

3. 内科监护病房的患者,一般病情较重,护理时工作人员手上不可见污染物较多,仅用速干手消毒剂进行手消毒,消毒效果可能欠理想。我们对内科监护工作人员手卫生进行对照性研究,对速干手消毒剂消毒前后手部进行采样及细菌培养,平均菌落数为分别为 (43.83 ± 40.31) cfu/cm^2、(19.48 ± 30.17) cfu/

cm^2,与手消前相比细菌菌落数均有所下降($P<0.05$),但因手消前细菌较多者,50%受检者手消后仍未达手卫生标准($\leqslant 5$ cfu/cm^2)。而分别对工作人员护理结束后、用消毒湿纸巾擦拭手部后、消毒纸巾擦拭及速干手消毒剂擦拭后手卫生状况进行调查,平均菌落数分别为87.62 ± 110.69,25.25 ± 54.04,2.70 ± 4.51,先用消毒湿纸巾手部擦拭后再用速干手消毒剂消毒后,手卫生合格率明显提高,达到90%。可能原因为内科监护患者较重、检查和护理操作较多,导致医护人员手部不可见污染物较多,因此仅用速干手消毒剂进行手消毒,可能难以达到消毒效果;而消毒湿纸巾可明显清除手部不可见污染物,再用速干手消毒液消毒后消毒效果较好。

(四)工作人员其他方面的管理

1. 工作人员进入工作区应换鞋、更衣,穿 ICU 专用工作服,一旦污染或打湿应随时更换。

2. 尽量减少人员流动,严格控制入室人员。会诊者入室前应穿隔离衣,工作人员离室外出时应脱去专用着装,更换外出衣。

3. 工作人员发生感冒、肠炎或皮肤炎症等感染性疾病时,应暂调离重症监护病房。

4. 严格执行无菌操作规程,在进行各项操作时均应戴帽子和口罩。

(五)探视人员的管理

1. 各班护理人员均负有对探视人员进行管理的职责。

2. 监护室探视时间每周日下午 15:30~16:00,其他时间一律谢绝探视。对探视家属进行简单询问及筛查,有发热、咳嗽、咳痰等呼吸道症状和(或)传染病的人员,一律谢绝探视。接诊新患者宣教时耐心解释,探视时请走探视外走廊。

3. 为加强监护室感染管理,保护监护室危重患者,原则上住进监护室的患者不允许入室探视。特殊情况需入室探视时,应取得科主任、护士长同意,探视者应更衣、戴帽子、口罩、穿鞋套(为节约鞋套可使用无菌脚贴)、洗手,由值班人员引进监护室,关闭患者床帘或屏风,使探视在相对私密的空间内。探视期间请值班护士注意提醒不能触摸患者的伤口,各种管道及仪器。

4. 未经允许不能给患者送任何食物。

5. 在室内不能使用手机,以免干扰仪器正常运行。

6. 危重患者在抢救期间,未经医生允许不得探视患者以免影响抢救。

(六) 物品消毒、灭菌的管理

1. 一般物品的消毒管理

(1)清洁物品与污染物品分开放置。无菌物品放置无菌柜内,按照无菌物品管理规定进行管理。

(2)重复使用的物品:使用后用含氯消毒浸泡并按清洗程序清洗后,根据需要进行压力蒸汽灭菌或环氧乙烷气体灭菌,并进行灭菌效果监测。

(3)送洗物分为被血、分泌物污染的物品和未被血、分泌物污染的物品,要求分开放置、分开清洗。

（4）血压表、听诊器、床头物品、供氧装置和简易呼吸器等在床单位间不可交叉使用。患者转出或死亡后，必须进行终末消毒。

（5）对气管切开专项护理盘，每日更换消毒。

2. 心电监护仪的消毒管理

（1）心电监护仪表面及内部的灰尘可用软布及吸尘器清除。

（2）各种导线被血迹污染时，75%乙醇及时擦拭消毒。

（3）心电监护仪在使用期间，屏幕每日用95%乙醇擦拭。

（4）血压袖带患者用后使用紫外线灯照射 1 h 或用含氯消毒液清洗，以备下一位患者使用。

（5）用后终末消毒。

3. 呼吸机的消毒管理

（1）呼吸机表面及内部的灰尘可用吸尘器清除。不能清除部分用95%乙醇纱布擦拭。

（2）各种传感器被血迹污染时，不能接触水的部分可用95%乙醇棉球擦拭。患者使用后终末消毒一次。

（3）呼吸机内细菌过滤器限用 1 人（或使用 1000 h 更换一次）。

（4）呼吸机的管路及呼吸机过滤器为一次性，雾化面罩、管道专人固定使用，湿化罐每 7 日更换一次，消毒供应中心回收灭菌处理，更换时要防止冷凝水倒流。

（5）气道特殊感染患者使用的管道应做相应、有效的消毒处理。

（6）特殊感染患者使用的呼吸机管路应单独包装送消毒供

应中心进行清洗、消毒。

（7）临床使用呼吸机患者的感染与呼吸机管路相关时，应及时更换清洗、消毒处置管路及附件；必要时对呼吸机进行消毒。

（8）呼吸机各部分：一次性呼吸机管路弃于医疗垃圾内，其余部件送消毒供应中心灭菌处理。

（9）呼吸机的外表面应每日用消毒湿纸巾擦拭一次。污染严重和呼吸机用毕消毒，每日须用75%医用乙醇擦拭，触摸屏式操作面板，应用湿润的纱布擦拭一次，切勿使液体进入呼吸机内部。

（10）流量传感器及其他附件浸泡在有效的消毒液中，浸泡时要将其全部浸泡在消毒液中，管路不应有死弯，中空物品腔内不应有气泡存在；或单独封装进行环氧乙烷消毒。

（11）经过消毒、装机、检测、校正后的呼吸机处于完好的备用状态，需套上防尘罩，并在显著位置挂上标明"备用状态"字样的标牌，放置在清洁、整齐、通风的房间内，随时准备应用于临床。

三、插管相关危险因素的目标性监测

（一）呼吸机使用的监测

1. 插管时感染的预防与控制措施

（1）医护人员在进行插管前要做到手的清洁和消毒，戴口罩、帽子、护目镜。

（2）严格无菌操作：医生在插管过程中保持气管插管的无

菌,避免与气道外界接触;护士在配合医生插管的过程中,吸痰时戴一次性无菌手套。

(3)使用后的麻醉喉镜应及时清理消毒,干燥后保存备用。

2. 置管期感染的预防与控制措施

(1)每日口腔护理4次(07:00~15:00~21:00~3:00),使用无菌护理盘,生理盐水浸泡的棉球清洁口腔。防止棉球掉入口腔。患者采用斜坡卧位,床头抬高15°~30°,避免胃内菌群逆流入口腔。

(2)随时检查气管插管气囊的充盈度,防止口腔内分泌物流入气道,引起误吸,或降低机械通气的作用。

(3)定时用无菌气道冲洗液冲洗气道,禁止乱用抗生素,液体需无菌配置。

(4)吸痰1次/h,痰液较多者及时吸出,防止气道阻塞。吸痰前给予患者吸入100%的氧气,向患者气道内注入气管冲洗液3~5 ml。吸痰时严格无菌操作,戴口罩、一次性无菌手套,吸痰管等外置管路及附件应一人一用一扔。

(5)接氧气吸入的患者,及时为湿化瓶里添加蒸馏水,并每日进行更换。保证湿化的温度在37℃左右。水面不要超过瓶的1/2,防止瓶中的水倒流入吸氧管引起误吸。积水倒入专用的盛有配置好消毒液的桶中并加盖管理,每日更换。呼吸机过滤网每日清洗,湿化罐及滤纸应每周更换。湿化罐由消毒供应中心回收,灭菌处理。

(6)长期机械通气的患者,更换呼吸机管路、湿化器、过滤器每7日1次。注意采集长时间(10 d以上)机械通气的患者的痰液进行微生物培养及药敏实验,观察呼吸道感染的发生及掌握治疗效果,并根据实验结果合理应用抗感染药物。

(7)感染及传染病患者应使用专用呼吸机管路或一次性管路。

(8)集水杯中的冷凝水应及时清除(有水就清除),防止冷凝水倒流。接水碗垂直向下,位于管路最低处,防止冷凝水倒置。

(9)冷凝水倾倒于含0.2%有效氯的桶内,加盖放置,每日更换一次消毒液。

3. 拔管时感染的预防与控制措施

(1)严格无菌操作。拔管前要充分吸痰,防止误吸。

(2)使用雾化吸入的液体应使用无菌配置后的无菌液体。

(3)使用后的吸氧管、雾化吸入器、呼吸机管路、水封瓶及湿化装置等装置应首先彻底清洗,去掉血渍、组织、食物及其他残渣。之后浸泡消毒,干燥保存,包装完整,避免再污染。

4. 呼吸机相关性肺炎(VAP)的预防与监测 在普通病房预防 VAP 各项管理措施的基础上,针对监护病房患者病情重、免疫力低,为 VAP 的高危人群的问题,每日按照呼吸机撤机指征评估表内容,逐项进行评估,尽早撤机,见表11-6;对监护病房进行预防 VAP 的专项稽查,要求临床医生与感染监控人员对 VAP 的预防策略进行稽查和监控,并填写预防 VAP 策略评估表,见表11-7。

表11-6 ××医院呼吸机撤机指征评估表

呼吸机撤机指征评估表

病人姓名： 床号： 住院号： 诊断： 插管类型：面罩□ 气管切开□ 经鼻插管导管□

插管日期： 拔管日期： 呼吸机使用日期：

项目		评估内容	日期									
撤机前提	临床指征	导致呼吸衰竭的基础病因是否有相当程度的逆转										
		气道是否通畅										
		患者是否能开始吸气用力，肌力恢复										
		意识是否清楚										
	生理学参数	血流动力学稳定										
		自主呼吸频率<25~30次/min										
		每分通气量<10 L/min										
		最大吸气压力<-30 mmHg										
		PEEP≤5 cmH$_2$O										
		PaO$_2$>60 mmHg（吸氧浓度<40%时）										
		PaO$_2$/FiO$_2$≥150~200 mmHg										
		PaO$_2$达到通常水平										
		经皮 SaO$_2$≥90%										

151

续表

呼吸机撤机指征评估表

病人姓名：　　　床号：　　　住院号：　　　诊断：　　　插管类型：面罩□　气管切开□　经鼻插管导尿□

插管日期：　　　拔管日期：　　　气管日期：　　　呼吸机使用日期：

项目	评估内容							
日期								
预测脱机	30 min 自主呼吸实验（SBT）							
停用指征	30 min 自主呼吸通过后，继续自主呼吸至 120 min，观察生命体征是否平稳，经皮 SaO_2 ≥90%，复查血气无缺氧和明显 CO_2 潴留							
评论	可以撤机							
结论	延缓撤机							
评估人签字								

备注：

表 11 - 7 呼吸机相关性肺炎（VAP）的预防策略监控

日期	患者姓名	床号	口腔护理 2 次/d	气道湿化持续泵入 3~5 ml/h	胃管正确护理	清除气囊滞留物 1 次/d	去痰清肺仪 1 次/d	呼吸和咳嗽练习	半卧位 30~45 度	气管切开伤口 4 次/d	深静脉血栓预防 2 次/d	日常拔管评估	管路更换 1 次/周	密闭无菌吸痰	记录人

预防 VAP 策略评估

(二) 留置尿管的监测

1. 导尿时严格无菌操作,戴口罩。对导尿系统的操作前均必须进行洗手或手消毒。

2. 对卧床或导尿患者应维持会阴的清洁和干燥,做好会阴部的护理。耻骨上膀胱造瘘者尤需注意保持伤口清洁,男性病患的阴茎应每日清洗一次。尿道口护理 2 次/d,并清洗消毒尿道口端的导尿管 2 次/d。

3. 做好尿管、尿袋的护理和管理。对无症状菌尿患者要加强观察;对留置尿管超过 7 d 的患者,根据需要,进行中段尿细菌定量检测。

4. 严格执行无菌技术操作,尤其应注意手卫生及无菌器具的使用。应用无菌方式采集尿标本,在导尿管与引流接头的上端用 20% 碘酊、75% 乙醇消毒,以无菌空针及针头抽取尿液。

5. 无尿路刺激症状的插管患者,不必使用抗感染药物;有尿路感染的患者,应根据药敏试验结果指导用药。

6. 导尿系统应保证密闭、引流通畅,无逆流。出现无法用药物控制的泌尿道感染、梗阻、污染、破裂、沉淀物堆积情况应尽早拔除导尿管。

7. 橡胶尿管更换 1 次/周,乳胶尿管 1 次/2 周,硅胶尿管 1 次/月。

8. 定时倾倒尿液,保持尿袋在耻骨联合以下,避免尿袋高于耻骨联合,防止尿液反流。使用抗反流集尿袋,每 7 日更换一次。

9. 在普通病房预防尿管相关性泌尿系感染的各项管理措施的基础上,针对监护病房患者病情重、免疫力低,为尿管相关性泌尿系感染的高危人群的问题,每日按照《导尿管拔管指征评估表》内容,观察尿液颜色、性质和量等,评估留置尿管必要性,尽早拔除导管,见表 11 - 8;对监护病房进行预防尿管相关性泌尿系感染的专项稽查,要求临床医生与感染监控人员对尿管相关性泌尿系感染的预防策略进行稽查和监控,并填写《留置尿管每日评估量表》,见表 11 - 9。

(三)大静脉置管的监测

1. 血管内检查和治疗属高度危险类操作,应严格掌握适应证。

2. 严格执行无菌技术操作并使用灭菌合格的专用导管和用品,宜选择上肢动、静脉,一般选择锁骨下静脉和颈静脉,避免选择下肢部位,如已在下肢静脉插管,一旦找到更适合的部位,应马上更换。穿刺入口应尽量远离创面。

3. 动、静脉插管、静脉切开、动静脉造瘘术等操作,要严格按手术要求和步骤进行。

4. 血管内插管的部位,应每天检查和观察有无感染情况,必要时局部皮肤消毒并更换导管外敷料;怀疑或出现感染症状时,应在消毒皮肤后,拔出插管,进行微生物检测,查找感染源。

5. 原则上不应从静脉插管系统抽取血标本。

6. 留置的静脉置管应尽可能保持封闭,所有药物应经专门注射口注入,禁止采用注入或冲洗插管的方法改善流速。

表 11 - 8　307 医院导尿管拔管指征评估表

××医院导尿管拔管指征评估表　插管类型：双腔气囊导尿管□　普通导尿管□　膀胱造瘘导尿□

病人姓名：　　床号：　　病号：　　住院号：　　诊断：

项目	评估内容	1	2	3	4	5	6	7	8	9	10	11	12	13	14	15	16	17	18	19	20	21	22	23	24	25	26	27	28	29	30
拔管前提	是否需要监测每小时尿量																														
	是否需要监测 24 h 尿量																														
	是否需要膀胱冲洗等治疗																														
	是否有血尿																														
	是否存在尿失禁																														
	是否存在骶尾部褥疮、会阴部黏膜损伤																														
	术后预防感染需要																														
拔管指征	可自主排尿																														
	导尿管阻塞																														
	导尿管或尿袋破裂																														
	尿路感染征兆																														
评估结果	可以拔管																														
	延缓拔管																														
	更换导尿管																														
评估人签字																															

备注：泌尿外科转科疾病拔管时间及指征按相关疾病治疗指南执行

表 11 - 9　留置尿管每日评估量表

日期	留置人数	拔管人数	注明尿管更换日期	注明尿袋更换日期	监测项目								
					会阴清洗 2 次/d	尿液颜色		日评估落实	倾倒尿液无菌护理	留取中段尿培养 1 次/周		尿管局部清洁无分泌物
						清凉	浑浊			有	无	

7. 注意血管内管路的更换,留置的周围静脉输液管、静脉高营养的输液管 24 h 更换一次;输入血制品或脂肪乳后,静脉输液管应立即更换。

8. 配制静脉高营养液体,应在洁净工作台内操作,配制后的液体应 4~6 h 输完,脂肪乳 12 h 内输完。

9. 若局部或全身出现感染,应积极进行抗感染治疗。特殊感染的患者,要施行相应的隔离。

10. 要在处置室为患者置管,且置管前处置室要进行紫外线空气消毒 1 h。

11. 操作者要穿隔离衣,戴口罩、帽子并进行手消毒。

12. 无菌治疗巾要盖住患者的头部,PICC 置管时要遮住患者置管侧手臂。

13. 操作中应严格无菌技术,消毒范围应大于直径 40 cm。

14. 颈内静脉(锁骨下静脉)置管后要用无菌针线将导管固定住,PICC 管要根据测量长度适当修剪,一般体外导管预留 5~6 cm。

15. 大静脉一般 1 周进行 2 次护理,有问题(贴膜污染、渗血、贴膜裂开等)随时更换,护理要用专用的护理服,戴无菌手套。

16. 揭取贴模时要注意沿自上而下的顺序,避免将导管带出,并且手不要触碰到贴膜下皮肤和导管。

17. 检查导管的刻度,观察导管是否脱出或进去,同时观察穿刺点有无红肿、渗液。

18. 脱出的导管不能再送入血管内,要判断导管脱出后能否继续使用,不能使用的要及时拔出,能使用的要固定好,注意班班交接以引起重视。

19. 大静脉护理时要严格无菌操作,消毒范围应大于贴膜范围。

20. 穿刺点有红肿或分泌物等,应及时报告医生,留取标本及时送培养,注意观察患者全身有无反应,视患者情况决定是否拔管。

21. 使用大静脉抽血时应卸下输液接头,且抽血后应立即用20 ml无菌生理盐水脉冲冲管,防止管道堵塞,颈内(锁骨下)大静脉冲管后再用2 ml肝素封管液进行封管。

22. 输注血液制品、黏度大的液体后应立即更换三通、输液接头并用20 ml无菌生理盐水脉冲冲管,再接常规液体。

23. 常规三通应每日更换,输液接头每周更换1次。三通和输液接头应用纱布进行包裹固定。

24. 暂时不用的大静脉,应每周护理1次、冲管1次。做大静脉护理应到医院找专科护理人员进行操作。

25. 在普通病房预防中心静脉导管相关性血流感染(CRB-SI)的各项管理措施的基础上,针对监护病房患者病情重、免疫力低,为CRBSI的高危人群的问题,每日按照《深静脉穿刺留置拔管指征评估表》内容,逐项进行评估,尽早拔管,见表11-10;对监护病房进行预防CRBSI的专项稽查,要求临床医生与感染监控人员对CRBSI的预防策略进行稽查和监控,并填写《中央静脉导管每日评估记录表》,见表11-11。

表11-10 深静脉穿刺留置拔管指征评估表

深静脉穿刺留置拔管指征评估表

病人姓名： 床号： 住院号： 插管类型：锁骨下穿刺□ 颈静脉穿刺□ 股静脉穿刺□ 诊断：

项目	评估内容							
拔管前提	是否需要监测 CAP							
	是否需要静脉高营养或高渗液							
	是否需要快速输血补液							
	是否需要纠正水电平衡							
	是否存在外周补液困难							
	是否有导管堵塞							
感染指征	穿刺点局部是否有红、肿、渗液							
	静脉导管是否污染破损							
	是否存在菌血症表现							
	血培养是否呈阳性表现							
评论总结	可以拔管							
	延缓拔管							
	评估人签字							

表 11－11 中央静脉导管每日评估记录表

| 日期 | 换药人数 | 置管人数 | 患者姓名 | 体温（℃） | 中心静脉导管 | | | 局部情况 | | | | 病原学监测结果 | 其他处置 |
					PICC	颈内	锁骨下	红肿	渗液	积脓	良好		

第十二章

职业防护与医疗废物管理

医院感染不仅指患者在医院内获得的感染,也包括医院工作人员在医院内获得的感染。医务人员在诊疗工作中时刻都会面临职业暴露及医院感染的危险,印象最为深刻的是 2003 年的非典,在抗击非典的那场战役中,使医护人员首当其冲地受到了本地区第一批传染性非典型肺炎患者的感染冲击,后经卫生部正式公布的医护人员感染率为 18.38%。2003 年这次医院感染的暴发流行,将医院职业防护推到了一个更加重要的地位。职业暴露的主要原因为医疗锐器伤和黏膜暴露,因此医疗废弃物的管理、锐器伤的处理对医务人员的职业防护极其重要。

一、职业暴露的隔离预防措施

(一)标准预防

认定患者血液、体液、分泌物、排泄物均具有传染性,无论是否有明显的上述物质污染或是否接触破损的皮肤与黏膜,凡接触者,都应当采取隔离和预防措施。

1.将所有患者的血液、体液、分泌物、排泄物均视为有传染性,需进行隔离,既要防止血源性疾病的传播,也要防止非血源性疾病的传播。

2.强调双向防护,既要预防疾病由患者传至医务人员,又要防止疾病从医务人员传给患者。

3.根据疾病的传播途径,采取接触、空气、飞沫隔离措施,其重点是手卫生和手卫生的时机。

(二)基于疾病传播途径的额外预防

在标准预防的基础上,根据疾病的主要传播途径(包括接触传播、空气传播、飞沫传播和其他途径传播),采取相应的隔离与预防措施。

医院各级人员应当正确掌握隔离与预防的防护标准,以及各种防护物品的使用方法,在工作中采取适当的防护措施,既要防止防护不足发生职业安全问题,也要避免防护过度造成不必要的浪费。

二、标准预防的主要措施

(一)手卫生

参照《WS/T 313－2009 医务人员手卫生规范》及本书第四章《手卫生管理》执行。

(二)防护用品

医务人员应正确使用个人防护用品,包括手套、口罩、防护面罩、护目镜、隔离衣与防护服,并掌握个人防护设备的穿戴、脱卸程序。

1. **手套的使用操作规程**

(1)戴手套的主要作用:①预防疾病由患者传至医务人员;②预防疾病由医务人员传至患者;③预防医务人员将疾病由一个患者传给其他患者。

(2)使用手套的基本原则:①应遵循标准预防和接触隔离的原则。②不管是否使用手套均应遵循手卫生指征;③应根据不同操作需要和佩戴者可能产生的不良反应,选择合适种类和规格的手套;④一次性手套应一次性使用;⑤接触患者的血液、体液、分泌物、排泄物及被体液明显污染的物品时,应使用检查手套;⑥除接触隔离以外,不接触血液、体液或污染环境,不需使用手套;⑦实施手术操作、阴道分娩、放射介入手术、中心静脉置管、全胃肠外营养和化疗药物准备时,应使用外科手套;⑧应执行正确方法戴、脱手套。

(3)戴手套指征:①进行无菌操作之前;②接触血液或其他液体之前,不管是否进行无菌操作和接触破损皮肤和黏膜组织;③接触实施接触隔离的患者和患者周围区域之前。

(4)脱手套指征:①手套破损或疑有破损时;②接触血液、其他体液、破损皮肤和黏膜组织之后,操作结束之后;③接触每个患者和患者周围环境或污染的身体部位之后;④有手卫生指征时。

2. **口罩、护目镜和防护面罩等面部防护用品使用操作规程**

(1)使用面部防护用品的基本原则:①应遵循标准预防以及

接触、空气与飞沫隔离的原则。②根据不同的操作需要和环境要求,选用合适种类的面罩防护用品:一般诊疗活动,可佩带纱布口罩或外科口罩;手术室工作或护理免疫功能低下患者、进行体腔穿刺等操作应戴外科口罩;接触经空气传播或近距离接触经飞沫传播的呼吸道传染病患者时,应戴医用防护口罩;近距离接触飞沫传播的传染病患者时,应戴护目镜或防护面罩;进行诊疗、护理操作时,可能发生患者血液、体液、分泌物等喷溅时,应使用护目镜或防护面罩;为呼吸道传染病患者进行气管切开,气管插管等近距离操作,可能发生患者血液、体液、分泌物喷溅时,应使用全面型防护面罩;接触疑似或确诊 SARS、禽流感或大流行流感等患者时,应遵循最新感染控制指南。③纱布口罩应保持清洁,每天更换、清洁与消毒,遇污染时及时更换。④一次性口罩只能一次性使用,口罩潮湿时,或受到患者血液、体液污染后,应及时更换。⑤在佩戴护目镜或防护面罩时前,应检查有无破损,变形或其他明显缺陷,每次使用后应清洁与消毒。⑥应正确佩戴,摘除面部防护用品。

(2)戴口罩时机:①在进行抽吸、外科手术和口腔治疗等操作中可能发生体液或血液飞溅到口、鼻或眼睛黏膜时;②接触呼吸道、飞沫传播的传染性疾病患者;③自己患呼吸道疾病如咳嗽或打喷嚏时。

(3)更换口罩时机:①呼吸阻抗力明显增加,出现呼吸困难时;②口罩有破损或毁坏时;③口罩与面部无法密合或无法通过密合检验时;④口罩受污染(如有血液或其他污物时);⑤口罩曾使用于隔离病房或与患者有接触;⑥若为活性炭口罩,口罩内有异味时。

3. 隔离衣与防护服操作规程

(1)使用隔离衣与防护服的基本原则:①接触经接触传播的感染性疾病患者(包括传染病和多重耐药菌)及其周围环境时;②可能受到患者血液、体液、分泌物、排泄物喷溅时;③对患者实行保护性隔离时,如对大面积烧伤患者、骨髓移植患者等进行诊疗、护理时;④进入重点部门,如 ICU、NICU、保护性病房时,应视人员进入目的及与患者接触状况,或根据医疗机构的内部规定,决定是否需穿隔离衣。

(2)穿防护服时机:①接触甲类或按甲类传染病管理的患者时;②接触疑似或确诊 SARS、禽流感或大流行流感等患者时,应遵循最新感染控制指南。

(3)使用隔离衣注意事项:①使用能防水隔离衣;②如是非防水的隔离衣应在外面加穿防水围裙,以免暴露于血液、体液、分泌物或其他潜在传染性物质;③隔离衣应保证能遮盖全部的衣服和外露的皮肤;④接触严重烧伤的患者或给患者的大面积伤口换药时,应使用无菌隔离衣;⑤保持隔离衣里面及领部清洁;⑥隔离衣污染时应立即更换;⑦只限在规定区域内穿脱;⑧使用后的隔离衣应放在指定的容器内;⑨选择合适的方法处理可重复使用的隔离衣,不能重复使用一次性隔离衣。

4. 防水围裙的使用

(1)可能受到患者的血液、体液、分泌物及其他污染物喷溅时及进行复用医疗器械的清洗时,应穿防水围裙。

(2)一次性防水围裙应一次性使用,受到明显污染时应及时更换。

(3)重复使用的塑胶围裙,每班用后应及时清洗与消毒,遇有破损或渗漏时,应及时更换。

5. 帽子的使用

(1)进入污染区和洁净环境前、进行无菌操作时,应戴帽子。

(2)一次性帽子应一次性使用。

(3)重复使用的帽子应保持清洁,每次或每天更换与消毒。

(4)被患者血液、体液污染时应立即更换。

6. 鞋套的使用

(1)从潜在污染区进入污染区时,或从缓冲间进入负压病房时,应穿鞋套。

(2)鞋套具有良好的防水性能,并一次性使用。

(3)鞋套如有破损应立即更换。

(4)鞋套只在规定区域内穿,离开该区域时应将鞋套脱掉。

(三)适当处理污物

被污染的医疗用品及其设备应及时处理,以防止其暴露及污染其他患者,重复使用的医疗仪器设备,在给新患者使用前应做好清洁和适当的消毒,必要时灭菌处理。

(四)防止锐器伤

1. 医务人员在进行侵袭性(有创性)操作时,要保证充足的光线,并严格按规程操作,防止被各种针具、刀片、破裂安瓿等医疗锐器刺伤或划伤。

2. 使用后的锐器必须直接放入耐刺、防渗漏的锐器盒,或者利用针头处理设备进行安全安置。锐器盒有明显标志,避免锐器盒过满(3/4 满);将锐器盒放置在利于方便丢弃锐器的地方。

3. 禁止用手直接接触使用后的针头、刀片等锐器。

4. 禁止将使用的针头重新套上针帽(除非某项操作要求这样,如抽动脉血气),不得将使用后的针头从针栓上分离,不用手直接去弄弯或弄直针头。

5. 提倡使用具有安全防护性能的注射器、输液器等医用锐器,以防刺伤。

6. 安瓿操作应使用手套或指套,如有碎玻璃沾在手上,应用流动水冲走,禁止用力擦拭。

7. 为躁动、精神异常等不合作患者做治疗、护理时,必须有他人的协助。

8. 在采集传染患者的血液、体液等标本时,要注明隔离标志,执行安全注射,使用真空采血系统。

(五)预防血液、体液污染皮肤黏膜

1. 保证并持续改善工作场所的光线充足、环境整洁和工作流程合理有序。

2. 进行有可能接触患者血液、体液的诊疗、护理和实验操作时必须戴手套;手部皮肤有破损时,或者实施手套破损率比较高的操作时,应戴双层手套;脱去手套后立即洗手或卫生手消毒。

3. 进行有可能发生血液、体液飞溅到医务人员面部的操作时,应当戴具有抗湿性能的口罩、护目镜或防护面罩。

4. 有可能发生血液、体液大面积飞溅污染医务人员的皮肤或衣物时，还应当穿戴具有抗湿性能的隔离衣或者围裙。

5. 禁止在可能发生职业接触的工作场所里进食、饮水、吸烟、化妆和摘戴接触镜(隐形眼镜)。

6. 禁止在储存血液、体液污染或其他潜在感染物质的冰箱、冰柜、抽屉、柜子或桌椅里存放食物、饮料。

7. 在维修或者运输可能被血液或其他潜在感染性物质污染设备前，应先检查并进行必要的清洁与消毒。

8. 在从事潜在感染性物质职业接触的工作中，应配备经国家认证的生物安全柜或其他适宜的个人防护装备和机械防护设施，如防护服、护目镜、防护面罩、洗眼器、李鑫安全杯。

三、锐器伤处理报告流程

发生锐器伤后，应按照职业暴露处理标准操作流程和锐器伤报告流程(图 12 – 1、图 12 – 2)进行及时处理和上报。

(一)挤血

损伤后，立即在伤口旁端(周围)挤压，尽可能挤出损伤处的血液；禁止进行遮盖伤口的局部挤压，以免污染血液进入体内。

(二)冲洗

使用肥皂液和流动水进行冲洗。

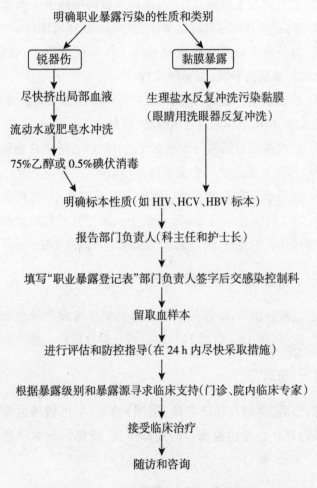

图 12-1　职业暴露处理标准操作流程

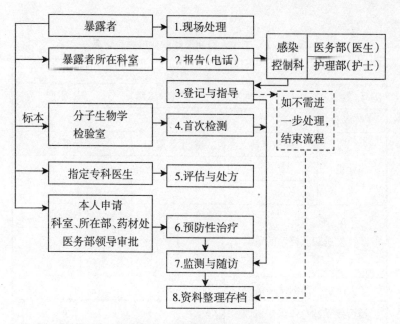

图 12 - 2　锐器伤报告流程

(三) 消毒

使用消毒液,如 5000 mg/L 碘伏或者 75% 乙醇进行浸泡或擦拭消毒,并包扎伤口 (其他可用的消毒剂:0.2%~0.5% 的过氧乙酸,1000~2000 mg/L 次氯酸钠、3% 双氧水等)。

(四) 报告

在现场处理后,必须立即报告医院感染控制科 (护士还应报告护士长、护理部,医生还应报告医务部) 进行进一步处理;尽快填写病原体职业暴露报告卡报送医院感染控制科 (表 12 - 1)。

表12-1　工作人员病原体职业接触登记表

一、基本情况							
编号(姓名)		性别		年龄/工龄		职业	
工作单位							
职业史	岗位名称		起止年限		工作描述		
既往发送职业接触的情况			时间	地点	接触方式	采取的措施	
个人防护用品的使用情况							
是否接受过专业操作培训							
是否接受过主要安全卫生操作培训							

二、本次接触方式			
(一)接触			
皮肤	无破损 □　　　　有破损 □		黏膜　□
接触部位：		接触面积：　　　　cm^2	
接触量和时间	量小接触时间短　　□	量大接触时间短　　□	
	量小接触时间长　　□	量大接触时间长　　□	
污染物来源	(1)血液　□	(2)何种体液：	(3)其他：
(二)针刺或锐器割伤			
何种器械	(1)空心针　　□	(2)实心针　　□	
	(3)其他器械：	(4)器械型号：	

172

续表

损伤程度、危险度	表皮擦伤、针刺 低危 □		伤口较深、器皿上可见血液 高危 □	
污染物来源	(1)血液 □	(2)含血体液 □		(3)其他 □
（三）其他方式				
致伤方式	抓伤 □ 咬伤 □ 其他：		破损、出血 有 □ 无 □	
三、发生经过描述				
发生时间				
发生地点				
发生经过				
事故原因初步分析				
四、接触后紧急处理				
（一）皮肤	1.清水冲洗 □		2.是否用肥皂 □	
	3.是否挤出损伤血液：是 □ 否 □		4.消毒药物：	
	5.冲洗时间： min			
（二）黏膜	1.生理盐水：□		2.清水：□	
	3.其他液体：		4.冲洗时间： min	
备注：				
五、源患者评估				
（一）源患者的基本情况	患者编号： 性别： 年龄：			
	病名：			
	确诊时间：			
	确诊单位：			

续表

（二）接触级别（AIDS）	(1)1级接触 □　　(2)2级接触 □　　(3)3级接触 □		
（三）源患者严重程度（AIDS）	(1)轻度 □	(2)重度 □	(3)不明 □
（三）已知源患者病毒抗体检测结果	(1)抗HIV □	(2)抗HBV □	(3)抗HCV □
（四）未知源患者的风险	(1)HIV □	(2)HBV □	(3)HCV □
评估人：			
六、接触者免疫水平评估			
是否接种过乙型肝炎疫苗　　　　是 □　　　　　　　　　否 □			
接种疫苗后的反应			
七、接触后的预防性措施			
（一）接触 HIV			
是否需要预防性用药　　　　　是 □　　　　　　　否 □			
用何种药物及用量	(1)		
	(2)		
	(3)		
开始用药时间　　　　　　　　停止用药时间			
因毒副作用,修改治疗方案			
副作用			
肝功能检查肾功能检查			

续表

(二)接触 HBV			
疫苗接种情况	抗体反应情况	应采取的措施	是否采取了相应措施
未接种		接种 HBIG + HB 疫苗	
已接种	有反应	无需采取措施	
	无反应	接种 HBIG + HB 疫苗	
	未知	检测并接种 HBIG + HB 疫苗	

八、接触后追踪检测

(一)HIV 血清学检测

	项目	日期	结果	项目	日期	结果
接触后当天						
4 周						
8 周						
12 周						
6 个月						
备注:						

(二)HBV 血清学检测

	项目	日期	结果	项目	日期	结果
1 个月						
2 个月						
3 个月						
4 个月						
备注:						

续表

（三）HCV 血清学检测						
	项目	日期	结果	项目	日期	结果
4 周						
6 周						
4 个月						
6 个月						
备注：						
九、对是否感染血源性病原体的结论						
接触后未感染 HIV		□		接触后感染 HIV		□
接触后未感染 HBV		□		接触后感染 HBV		□
接触后未感染 HCV		□		接触后感染 HCV		□
备注：						

填表单位＿＿＿＿＿＿＿＿＿＿＿　　填 表 人＿＿＿＿＿＿＿＿＿＿＿＿

审 核 人＿＿＿＿＿＿＿＿＿＿＿　　填表时间＿＿＿＿＿＿＿＿＿＿＿＿

联系电话＿＿＿＿＿＿＿＿＿＿＿

四、预防性治疗措施

对于经血传播病原体的锐器伤,在进行现场局部处理后,应根据病原体的种类,尽快采取药物预防性治疗和免疫预防措施。

（一）艾滋病病毒(HIV)的损伤性暴露

参照国家卫生部下发的《医务人员艾滋病病毒职业暴露防

护工作指导原则(试行)》及《艾滋病诊疗指南》有关规定执行。

1. 应当根据暴露级别和暴露源病毒载量水平实施预防性用药方案。

2. 预防性用药方案分为基本用药程序和强化用药程序。基本用药程序为两种逆转录酶制剂,使用常规治疗剂量,连续使用28 d。强化用药程序是在基本用药程序的基础上,同时增加一种蛋白酶抑制剂,使用常规治疗剂量,连续使用28 d。

3. 预防性用药应当在发生 HIV 职业暴露后尽早开始,最好在2~4 h 实施,最迟不得超过24 h;即使超过24 h,也应当实施预防性用药。

4. 暴露级别、暴露源病毒载量水平的判定,以及具体用药方案,参照上述文件执行。

(二)乙型肝炎病毒(HBV)的损伤性暴露

判定暴露源 HBV 抗原指标为阳性,至少 HBsAg 为阳性。暴露者本人现场处理后马上进行 HBsAg 和 HBsAb(抗 Hgs)检测,并按以下原则进行处理:

1. 如果接种过乙肝疫苗,且 HBsAb≥10 U/L,则不进行特殊处理。

2. 如果未接种过乙型肝炎疫苗,或虽接种过乙型肝炎疫苗,但 HBsAb < 10 U/L 或其水平不详,应立即(至少24 h 内)注射高效价乙肝免疫球蛋白 HBIG 200~400 U,并同时在不同部位接种一针乙型肝炎疫苗(20 μg),于1 和6 个月后分别接种第2 和第3 针乙型肝炎疫苗(各20 μg)。

3. 接种疫苗最后一针 1~2 个月进行 HBsAg 和 HBsAb 等检测,必要时检测 ALT。

(三)丙型肝炎病毒(HCV)的损伤性暴露

目前尚无 HCV 疫苗和肯定有效的预防性治疗措施,只能强调加强局部伤口的现场充分处理、定期随访(早期检测 HCV - RNA、4~6 个月复查 HCV 抗体等)以发现是否感染。一旦检测阳性,立即咨询专业医生考虑予以抗病毒治疗(有文献报道注射 Q - 干扰素可作为预防性治疗方法,但效果不肯定,在部分医院属自愿采用方法)。

(四)梅毒螺旋体的损伤性暴露

在临床(皮肤科)医生指导下,按早期梅毒治疗方案进行预防用药,定期进行血清梅毒抗体检测。

五、额外预防防护用品的穿、脱程序

SARS、人感染高致病性禽流感等情况下,医务人员应遵循额外预防,其防护用品的穿、脱程序与标准预防不同。

(一)穿戴防护用品应遵循的程序

1. 清洁区进入潜在污染区:洗手→戴帽子→带医用防护口罩→穿工作衣裤→换工作鞋后→进入潜在污染区。手部皮肤破损的戴乳胶手套。

2. 潜在污染区进入污染区:穿隔离衣或防护服→戴护目镜

防护面罩→戴手套→穿鞋套→进入污染区。

3. 为患者进行吸痰、气管切开、气管插管等操作,可能被患者的分泌物及体内物质喷溅的诊疗护理工作前,应戴防护面罩或全面型呼吸防护器。

(二)脱去防护用品应遵循的程序

1. 医务人员离开污染区进入潜在污染区前:摘手套、消毒双手→摘护目镜(防护面屏)→脱隔离衣或防护服→脱鞋套→洗手和(或)手消毒→进入潜在污染区,洗手或手消毒。

2. 从潜在污染区进入清洁区前:洗手和(或)手消毒→脱工作服→摘医用防护口罩→摘帽子→洗手和\或手消毒后,进入清洁区。

3. 离开清洁区:沐浴、更衣→离开清洁区。

六、卫生保洁员的职业防护

1. 卫生员应牢记标准预防的观念,并在工作过程中认真落实。

2. 卫生员在工作中必须严格执行各项预防措施。如:洗手的时机与方法。

3. 接触污染物品之前戴一次性乳胶手套进行操作,操作后脱手套及时用抗菌皂液及流动水洗手。

4. 做好手部皮肤的保护,如手部皮肤破损,可能接触患者血液、体液污染物品时,必须戴双层手套。

5. 锐器必须直接放入耐刺、防渗漏的锐器盒内,禁止用手直接接触使用后的针头、刀片等锐器。锐器盒满盒后卫生员放在指定地点由专业收医疗垃圾、生活垃圾人员回收并稍毁。

6. 严格做好医疗垃圾与生活垃圾的分类,医疗垃圾需用双层黄色垃圾袋,并做好标志。

七、职业安全防护督察

感染控制科对高危岗位人员进行督察,督促暴露人员及时填写暴露卡,定期做好暴露原因分析,开展针对性的培训工作(表12－2~12－3)。

表12－2　职业防护安全检查情况表

日期	科室	考评项目								得分
		防渗透围裙	口罩	帽子	手套	工作服	护目镜	消毒液浓度	应知应会	

表 12 - 3　锐器伤处理情况登记表

序号	日期	暴露者姓名	部位	锐器	病原体	是否处理	是否报告	报告者签名
1	月　日							
2	月　日							
3	月　日							
4	月　日							
5	月　日							
6	月　日							
7	月　日							
8	月　日							
9	月　日							
10	月　日							
11	月　日							
12	月　日							
13	月　日							
14	月　日							
15	月　日							
16	月　日							
17	月　日							
18	月　日							
19	月　日							
20	月　日							
21	月　日							
22	月　日							
23	月　日							

八、医疗废弃物的管理制度

（一）医院污物管理原则

防止污染扩散；分类收集，分别处理；尽可能采用焚烧处理。

1. 各科室废弃物的管理须设专人负责，处理人员应接受专业知识培训；不得让患者或家属处理各种医疗废弃物。

2. 分类收集污物应设置三种颜色污物袋：黑色袋装生活垃圾、黄色袋装医用垃圾、红色袋装放射性垃圾。不能用污物袋收集的污物应采用适当的容器收集并加明显标志，如锐器应使用硬质、带盖、防渗漏容器收集。

3. 必须与生活垃圾分开放置，有防雨淋的装置，地基高度应确保设施不受雨洪冲击或者浸泡；必须与医疗区、食品加工区和人员活动密集区隔开，方便医疗废物的装卸及运送人员和车辆的出入。

4. 库房内应张贴"禁止吸烟、饮食"的警示标志。

5. 医疗废物装卸尽量采用机械作业，将周转箱整齐地装入车内，尽量减少人工操作；如需手工操作应做好人员防护。清理人员在进行清理工作时必须穿戴防护服、手套、口罩、靴等防护用品，清理工作结束后，用具和防护用品均须进行消毒处理。清理人员还需对被污染的现场地面进行消毒和清洁处理。

6. 尽量做到日产日清。确实不能做到日产日清，暂存温度应低于20℃，时间最长不超过48 h。医疗废物暂存库应每天在废物清运之后消毒冲洗,冲洗液应排入医疗卫生机构内的医疗废水消毒、处理系统。医疗废物储存柜应每天消毒1次。

(二)医疗废弃物的分类

1. 一次性塑料盒橡胶用品:包括一次性使用的注射器、输液器、扩阴器、输液管、引流管引流袋、血袋、胃管、鼻饲管、吸氧管、吸痰管、肛管、试管、尿杯、手套、指套、床垫、换药盘及其他体外循环血液透析用品等。

2. 一次性纸用品:包括一次性使用的标本盒(如便盒、痰盒)、口杯、口罩、帽子、纸巾、尿布、检查垫、尸体单、妇科用品、一次性使用的口腔治疗盘等。

3. 化验室废物:包括培养基、废容器、废酸碱、废药液、废检验样品等。

4. 手术污染物:包括各种手术中产生的人体机体及组织残物、脓性分泌物、污血、沾污床垫和布单等。

5. 废弃的实验动物标本和人体病理标本:在医学研究和实验过程中产生的实验动物尸体和器官,以及病理科产生的废弃人体病理标本。

6. 敷料:在门诊、病房、实验室、化验室产生的废棉签、绷带、纱布、垫料等。

7. 过期废药品:药库和药房过期或失效的废西药片剂、针剂、粉剂、油膏等。

8. 不可燃废物:包括玻璃、金属、搪瓷制品等。

9. 污水及污泥。

(三)医疗废物的收集

1. 医院所有废物应分类收集,集中存放,生活和医疗废物应严格分开,要求回收的物品(如一次性塑料输液袋)单独存放、回收,严禁混放。

2. 已实行卫生承包的区域由保洁公司负责收集;未实行卫生承包的区域由所在单位自行收集。

3. 生活废物使用黑色垃圾袋收集;一次性塑料和橡胶用品、一次性纸用品、化验室废物(不包液态废物)、各种手术污物、废弃的实验动物标本和人体病理标本、敷料、过期药品等各种医疗废物,除要求回收的物品外(如一次性塑料输液袋),使用黄色垃圾袋收集。放射性垃圾使用红色垃圾袋收集。不能用垃圾袋收集的废物应采用适当的容器收集并加明显标志,如锐器应使用硬质、带盖、防渗漏容器收集。

4. 各种收集容器平时要密闭盖好,及时清理。

5. 医疗垃圾在转运过程中,必须要使用防渗漏、防遗撒的专用运送工具(如带护槽的平板车或垃圾箱车)。

(四)废物的处理

医院废弃物要进行分类收集和分类处理(表12-4)。

表 12 - 4 医院废弃物分类处理

分类	容器颜色	标志	废弃物范围	备注
医疗废物	黄色	医疗废物	1. 一次性塑料和橡胶用品:如各种引流管、排空的引流袋、输液器(剪下的部分)、废弃的输血袋 2. 带有保护装置的一次性采血针头、废弃的体外循环及血滤管路 3. 被血液、体液污染的注射器、手套、口罩、帽子、垫巾、一次性治疗巾、纸尿布、一次性床单等 4. 消毒用棉签、纱球、敷料 5. 沾染化疗药物的医疗器械等 6. 各种手术后组织要装入加厚塑料袋内并标志,焚烧处理	1. 用于患者的、被血液和体液污染或工作人员医疗护理操作使用的一次性用品,以及排空、完整的药品、液体玻璃瓶(锐器除外) 2. 引产的胎儿按遗体处理送太平间,不属于医疗废物
医疗锐器	黄色	医疗锐器	各类裸露的针头、刀片、破碎安瓿等	不包括完整的药品玻璃瓶

185

分类	容器颜色	标志	废弃物范围	备注
可回收废弃物	蓝色	可回收废弃物	塑料制品:液体袋、输液器、注射器等 玻璃制品:大、中、小号输液瓶	1. 未用于患者(如配液用注射器)或未被血液和体液污染的塑料制品 2. 排空的(残留液体小于原容量的3%)的完整药品玻璃瓶、液体玻璃瓶等
放射性废物	红色	放射性废物	具有放射性污染的废弃物	放入专用铅制垃圾桶内,收送到放射性废物库集中处理
生活废弃物	黑色	生活废弃物	1. 日常生活产生的废弃物 2. 各种外包装袋 3. 未沾染病原体的口罩、帽子、一次性治疗巾、纸尿布、一次性床单、手套	除可回收医疗废物、放射性医疗废物、医疗锐器以外的废弃物

1. 生活废物,产生单位或保洁公司收集后,除可回收利用物品外,包严扎紧,送生活废物垃圾站,由卫生清洁部门负责交地方环卫局清运处理。建筑垃圾由施工单位或建筑单位(个人)负责处理。

2. 医疗废物,除水处理污泥、化验室废物中的液态废物、不可燃废物、可回收利用废物外,由产生单位和保洁公司按要求包扎严紧,每天按时送院垃圾站医疗废物贮藏室,当日由卫生清洁部门送交地方焚烧处理。

3. 医疗废物产生单位、保洁公司、垃圾站的工作人员在交接医疗废物时要按院爱卫会办公室统一监制的医疗废物收集登记表(表 12 – 5)进行登记签字。

表 12 – 5 二〇一 年 月医疗废物收集登记表(保洁公司——垃圾站)

交接时间	医疗废物(重量)	科室签字	保洁员签字	备注
日 时 分				
日 时 分				
日 时 分				

4. 手术中产生的人体组织残物(四肢、脏器)需报保卫部审批后,由院务部军务处送交地方焚烧公司焚烧处理。

5. 过期药品,由产生单位向医务部申请报批,产生单位持批示申请派人会同地方焚烧公司监督焚烧。

6. 不可燃废物,产生单位消毒处理后,应报废毁形,包扎严紧按生活废物处理。

7. 可利用废物,由回收单位消毒、毁形,按上级卫生、环保部门要求合理回收处理。

8. 污水处理,由院污水处理站进行无害化处理后,按环卫部门要求由制定接纳单位按规定处理。

9. 废溶剂、酸碱、药液、检验样品的液态废物由生产单位进行无害化处理后,倒入污水池,由污水处理站做最后处理。

10.感染性废物的消毒处理尽可能都采取焚烧处理。不能焚烧的,根据污染情况采用相应的物理或化学方法消毒处理。

第十三章

突发放射病的感染控制

突发放射病,即急性放射病(acute radiation sickness,ARS),是指机体一次性或短时间内分次受到大剂量射线照射引起的全身性疾病。根据其临床特点和基本病理改变分为骨髓型、肠型、脑型 3 种(表 13 – 1)。临床上主要表现以骨髓造血功能障碍、免疫功能低下为主,造成机体各系统器官功能紊乱的全身性疾病,护理要点为预防感染、出血的观察护理、皮肤创面的护理和防止各种严重并发症,因此做好急性放射病的感染控制是预防外源性感染,保护患者顺利度过极期的关键。

表 13 – 1　突发放射病的分型及临床表现

	骨髓型急性放射病		肠型急性放射病	脑型急性放射病
受照剂量(Gy)	1 ~ 10	轻度:1 ~ 2 中度:2 ~ 4 重度:4 ~ 6 极重度:6 ~ 10	> 10	> 50

	骨髓型急性放射病	肠型急性放射病	脑型急性放射病
主要表现	主要损伤造血血液系统,在造血抑制和破坏的基础上发生以全血细胞减少为主的造血障碍综合征,主要临床表现在出血和感染	主要损伤胃肠道,小肠黏膜上皮广泛的变性、坏死,黏膜大面积脱落。临床表现是高热、呕吐、反复腹泻、血水样便	小脑颗粒细胞、脑干部细胞大面积固缩坏死、脑循环障碍,出现水肿,主要表现为多发性点状出血。临床表现为共济失调、肌张力增加和震颤、强直性或痉挛抽搐、昏睡、眼震(CNS五大症状)

一、隔离病区的组建

(一) 环境布局

急性放射病为应急突发事件,一旦接到任务应迅速建立有效的临时隔离病区。307 医院设有专门的放射病中心,将血液科病区一侧通过隔断走廊形成临时病房,在走廊顶端用玻璃板代替屏风制作密闭隔断,在其内形成一独立的隔离病区,由此减少与大病区空气流通带来的空气介质中的微生物和尘粒,增加空气洁净度。迅速对原有 100 级空气层流病室(LAFR)和隔离病房采用 3% 过氧化氢对病区环境喷雾消毒,地面、墙壁及所有物品表面用有效氯 500 mg/L 的含氯消毒液擦拭 3 遍,密封 12 h 后即启用。病区内严格划分严密隔离区、相对隔离区、清洁区、污染区,设置合理的人流物流通道。根据病情严重程度将患者进行分区隔离保护,一般脑型、肠型和重度骨髓型放射病收治在层流病房,中度和轻度骨髓型放射病收治在装有空气净化器的普通保护性隔离病房。

(二)设施设备

从患者床单位、监护系统、急救设施、治疗药品及到患者的生活用品,都在短时间内落实到位,保证患者及时顺利入住病房。病区临时安装电视机和冰箱、微波炉等电器,最大限度满足隔离患者的需求。为预防交叉感染,为每例患者添置听诊器、血压计、治疗盘等诊疗用具,固定位置,专人专用。

(三)人员组建

以血液科护士为主体,根据患者例数护理部从护理紧急人力资源调动小组抽调护士和实习护士组成特护小组。抽调护士中一般为各科的业务骨干,在统一安排一线护理骨干的时候,将护士力量的重心向重患者组倾斜。以重症患者护理为重点,以保证抢救工作顺利完成。护理部抽调护士过程中严把综合素质关,抽调的人员力争是职业道德好,身体素质好,业务技术水平高,工作能力强,对处理高风险、紧急的护理问题有较强的应激能力。

二、感染预防措施

(一)严格落实全环境保护(Total environment proection,TEP)

1. **环境及物品消毒**

(1)病区墙面、地面、物体表面用有效氯 500 mg/L 含氯消毒液擦拭,3 次/d;0.3%过氧乙酸空气喷雾消毒,1 次/d,紫外线照射严密隔离区、相对隔离区、清洁区 3 次/d,30 min/次。

(2)患者的床上用品、被服高压灭菌,2 次/周,其他物品根据材料及耐受性分别用紫外线照射消毒或含氯消毒液、环氧乙烷等消毒液擦拭或浸泡消毒。

2. **连续性环境卫生学监测** 与感染控制科密切联系,对隔离病区空气、物品、医务人员手表面进行连续性细菌培养,患者白细胞未回升时 1 次/d,连续监测 7 d,患者白细胞回升后改为 2 次/周,患者白细胞恢复正常时,每周监测 1 次,确保合格率。具体方法如下:患者床头、床尾及治疗台连续采样 2 点,用蘸有生理盐水的棉拭子,在灭菌规格板内均匀涂擦 10 次,并随之转动棉拭子,将其污染部分剪下,投入 5 ml 无菌生理盐水试管内。层流间、内走廊布点 3 处,病房和外走廊布点 4 处。距墙 1 m,距地面 1 m。采用空气平皿沉降法,用 9 cm 普通琼脂平皿暴露5 min。医护人员操作前后喷洒消毒双手,用蘸有生理盐水的棉拭子,从指根到指尖,每个手指各涂擦两次,并随之转动采样棉拭子,将被手污染部分剪下,投入 5 ml 加有中和剂的无菌生理盐水试管内。将采集到的所有标本立即送检,放于37℃恒温箱内进行细菌培养,24 h后看结果。

细菌数按照卫生部颁发标准(GB15982 – 1995):Ⅰ类范围内的层流病房空气标准≤10 cfu/m³,普通保护性隔离病房空气标准≤200 cfu/m³,物体表面≤5 cfu/cm²,医护人员手≤5 cfu/cm²。

3. 患者皮肤护理

(1)1%氯己定棉球擦洗鼻腔、外耳道,3 次/d;氧氟沙星滴眼液、0.25%阿昔洛韦眼药水交替点眼,3 次/d;患者口腔护理3 次/d、0.5%阿昔洛韦溶液、0.05%氯己定交替含漱,4 次/d。极期时重度患者加用5%碳酸氢钠、庆大霉素、制毒菌素液含漱,4 次/d。

(2)患者进食的各种食物均需经微波炉中高火加热5 ~ 8 min,口服药片经紫外线正反面照射30 min。

(3)1:2000氯己定溶液每次便后坐浴,全身擦洗2 次/d。

4. 医护人员的要求　医护人员入室前,首先更换拖鞋,穿无菌衣裤,戴口罩、帽子,再换经消毒后的拖鞋后入内走廊,用洗手液彻底手消毒后,穿隔离衣、袜套,戴手套、口罩、再换1 次拖鞋后方可入病室,患感冒及传染病的工作人员不能接触患者。

采取放射病区环境物品消毒、患者护理、医护人员管理等全环境保护措施对放射病患者感染的预防具有重要的意义。307医院对采取全环境保护前后病房内空气、物体表面、医护人员手部等进行卫生学监测,发现采取全环境保护措施后环境内的细菌菌落数得到明显的下降,见表13 – 2。

表 13 – 2　全环境保护措施实施前后病房环境监测结果

时间	空气（cfu/m³）			物体表面（cfu/cm²）		医护人员手
	层流间	普通病房	外走廊	床单位	治疗台	（cfu/cm²）
第 1 天	52	235	314	8	6	6
第 2 天	52	235	314	6	6	5
第 3 天	26	197	235	6	5	5
第 4 天	26	235	235	4	4	4
第 5 天	0	157	197	4	3	3
第 6 天	0	78	117	0	0	0
第 7 天	0	78	117	0	0	0
第 8 天	0	39	78	0	0	0
第 9 天	0	39	78	0	0	0

（二）中心静脉导管的感染控制

1. 中心静脉置管的原因

（1）急性放射病患者白细胞减少，免疫力降低，患者无法承受反复外周静脉穿刺，深静脉置管为预防局部出血和感染提供了可能。

（2）急性放射病患者胃肠功能紊乱，患者进食受限，深静脉置管是患者胃肠外营养的重要保证。

（3）患者每日需应用大量药物，深静脉置管为用药提供了有效的途径。

2. 中心静脉导管相关血流感染的预防与控制措施

（1）随时观察穿刺点有无红肿、渗血、渗液，并及时处理。透明贴膜定时更换，出现潮湿、血迹或松脱时及时更换；无菌纱布每天更换 1 次，有污染随时更换；观察导管有无移位，定期测量体外导管的长度并记录，切忌将脱出的导管回送。

（2）通过导管接口给药、采血、冲管、封管时，操作者应先洗手，戴一次性洁净手套，尽量使用无菌透明、透气性好的敷料覆盖穿刺点，对于高热、出汗、穿刺点出血、渗出的患者应当使用无菌纱布覆盖。

（3）医务人员接触置管穿刺点或更换敷料时，应当严格执行手卫生规范。

（4）保持导管连接端口的清洁，注射药物前，应当用 75% 乙醇或含碘消毒剂进行消毒，待干后方可注射药物。如有血迹等污染时，应当立即更换。

（5）在输入脂肪乳剂、血液及血制品后的 24 h 内或者停止输液后，应当及时更换输液管路。外周及中心静脉置管后，应当用生理盐水或肝素盐水进行常规冲管，预防导管内血栓形成。

（6）严格保证输注液体的无菌。

三、突发性放射病各期临床症状与护理

（一）初期及假愈期的症状与护理

骨髓型急性放射病初期主要症状表现为头晕、乏力，无食欲，低热；肠型放射病以腹部不适、恶心呕吐。护理时应详细询

问病史并密切观察病情,尤其注意患者恶心、呕吐、腹痛、腹泻、面部潮红、结膜充血、腮腺肿大等症状出现时间、部位、次数、程度等。进入假愈期患者全身症状好转,鼓励患者多进食,预防感染及出血,协助做好各种生活护理及心理护理。

(二)极期的症状与护理

此期是急性放射病各种临床表现最明显,治疗难度最大的时期。患者骨髓呈重度减低,外周血白细胞、血小板下降至最低值,易发生感染及出血。护理工作做到:禁止患者刷牙,用多种漱口液加强漱口;加强口腔观察和护理,护理时认真、仔细、操作轻柔;口唇、鼻腔用液状石蜡涂擦,防止干裂出血;嘱患者不食硬性和刺激性食物,宜选择细软饮食,进食时要细嚼慢咽;尽量减少穿刺和提高穿刺成功率,注射后压迫 15 min 以上;禁用热敷和乙醇擦浴,减少活动,防止外伤;每日每班密切观察全身出血情况,对出血形式、部位、时间、颜色、数目等都应有详细的记录。

(三)感染预防的护理措施

严格执行各项消毒灭菌措施,严密观察患者体温变化,合理使用抗生素,各项护理严格无菌操作技术,及时更换患者出汗及伤口污染的床单位,定时采集空气、物品表面和患者体表、血、尿标本进行细菌学监测。患者咽、鼻及体表、肛周培养有条件致病菌时,改进护理方法和增加用药次数,采用庆大霉素含漱,0.5%碘伏擦拭鼻腔、外耳道,1:2000 氯己定液擦浴冲洗肛周。

第十四章

血液净化中心的感染控制

血液净化(bloodpurification)是把患者血液引至体外,通过一种净化装置除去其中某些致病物质,以达到治疗疾病的目的。基本原理是通过弥散、对流及吸附清除血液中各种内源性和外源性"毒素",通过超滤和渗透清除体内潴留的水分,纠正电解质和酸碱失衡,完成对溶质及水的清除和转运,使机体的内环境接近正常。主要包括血液透析、血液滤过、血液透析滤过、血液灌流、血浆置换、免疫吸附、腹膜透析等。

307 医院感染控制科 2010~2012 年,对血液透析中心空气、物体表面、透析液、内毒素等进行生物学监测,监测结果见表 14-1。

表 14-1　2010~2012 年血液透析中心各项监测合格率(%)

项目 年份	透析水 (/月)	内毒素 (/半年)	空气 (/月)	物体表面	水质 (/日)	紫外线灯 (/季度)
2010 年	100	95	98	100	100	100
2011 年	100	100	100	96	100	100
2012 年	100	100	100	100	100	100

一、血液净化中心的环境要求

(一)血液透析室(中心)区域划分

血液透析室(中心)应该合理布局,遵守环境卫生学和感染控制的原则,做到分区清楚、标志明确,清洁区、污染区及其通道分开,便于工作并顺应功能流程。符合卫生部《医院感染管理规范(试行)》及《医疗机构血液透析室管理规范》和《血液净化标准操作流程 – SOP》的规定,必须具备的功能区包括:

1. 清洁区

(1)工作人员生活区域:医护人员更衣室、就餐室、值班室等。

(2)工作办公区:办公室、会议室、水处理间、配液间、医疗耗材库房。

2. 半清洁区　透析准备室(治疗室)。

3. 污染区　透析治疗区、候诊区、接诊区、污物处理室等。

(二)区域配置要求

1. 候诊室　患者候诊室大小可根据透析室(中心)的实际患者数量决定,以不拥挤、舒适为度。患者更换拖鞋后方能进入接诊区和透析治疗室。

2. 更衣室　工作人员更换工作服和工作鞋后方可进入透析治疗室和治疗室。

3. 接诊区　患者称体重等,由医务人员分配透析单元、测血压和脉搏,确定患者本次透析的治疗方案及开具药品处方、化验单等。

4. 透析治疗室

(1)应当达到《医院消毒卫生标准》(GB15982－1995)中规定的Ⅲ类环境,并保持安静,光线充足。具备空气消毒装置、空调等。保持空气清新,必要时应当使用通风设施。地面应使用防酸材料并设置地漏。

(2)应配备供氧装置、中心负压接口或配备可移动负压抽吸装置。一台透析机与一张床(或椅)称为一个透析单元。每一个透析单元应当有电源插座组、反渗水供给接口、废透析液排水接口。

(3)应当具备双路电力供应。如果没有双路电力供应,血液透析机应具备相应的安全装置,以保证停电时体外循环的血液回输至患者体内。

(4)配备操作用的治疗车(内含血液透析操作必备物品)、抢救车(内含必备抢救物品及药品)及基本抢救设备(如心电监护仪、除颤仪、简易呼吸器)。

(三)透析准备室(治疗室)

1. 应达到《医院消毒卫生标准》(GB15982－2012)中规定的对Ⅲ类环境的要求。

2. 用于配制透析中需要使用的药品如肝素盐水、鱼精蛋白等。

3. 用于储存备用的消毒物品(缝合包、静脉切开包、置管及透析相关物品等)等。

(四)专用手术室

是否设置专用手术室可根据医院实际情况决定。

1. 手术室管理同医院常规手术室。

2. 达到医院常规手术室要求,可进行自体动静脉内瘘成形术和移植血管搭桥造瘘术。

3. 达不到医院常规手术室要求,仅能进行中心静脉导管置管、拔管、换药和拆线等操作。

(五)水处理间

1. 水处理间面积应为水处理装置占地面积的 1.5 倍以上;地面承重应符合设备要求;地面应进行防水处理并设置地漏。

2. 水处理间应维持合适的室温,并有良好的隔音和通风条件。水处理设备应避免日光直射,放置处应有水槽。

3. 水处理机的自来水供给量应满足要求,入口处安装压力表,压力应符合设备要求。

(六)库房

透析器、管路、穿刺针等耗材应该在库房存放,库房应符合《医院消毒卫生标准》(GB15982 - 2012)中规定的Ⅲ类环境。

(七)污物处理室

污物处理室用来暂时存放生活垃圾和医疗废弃品,需分开存放,按相关部门要求分别处理。

(八)医务人员办公及生活用房

可根据实际情况设置(如办公室,用餐室,卫生间,值班室等)。

二、血液净化感染的控制措施

按照《透析机使用稽查表》内容,对使用透析机的患者逐项进行核查,及时发现并解决问题,预防感染的发生。建立防治交叉感染,特别是病毒性乙型肝炎和丙型肝炎等感染性疾病在血液透析患者中传播的标准化操作规程,达到预防和控制血液净化室(中心)感染性疾病传播目的,感染控制科对血液净化中心工作进行督察工作见表14-2,达到持续质量改进目的。

(一)血液净化中心感染控制基本设施要求

1. 应在血液透析治疗区域内设置医务人员手卫生设备:水池、非接触式水龙头、消毒洗手液、速干手消毒剂、干手物品或设备。

2. 应配备足够的工作人员个人防护设备:如手套、口罩、工作服等。

3. 护理人员应相对固定,照顾乙肝和丙肝患者的护理人员不能同时照顾乙肝和丙肝阴性的患者。

4. 乙型肝炎和丙型肝炎患者必须分区分机进行隔离透析,感染病区的机器不能用于非感染病患者的治疗,应配备感染患者专门的透析操作用品车。

表 14 - 2　血液透析管理稽查表

日期	标准预防	手卫生时机	一次性透析器、透析管路	水质检测	透析液生物检测	环境物表消毒	透析机内管路消毒时间 ≥30 min	床单位一人一用一换	医用器械固定	无菌操作	医疗废物	感染隔离透析间

5. 感染患者使用的设备和物品如病历、血压计、听诊器、治疗车、机器等应有标志。

6. HIV 阳性患者建议到指定的医院透析或转腹膜透析。

(二)血液净化治疗前的准备

1. 对于第一次开始透析的患者或由其他中心转入的患者必须在治疗前进行乙肝、丙肝、梅毒及艾滋病感染的相关检查。对于 HBV 抗原阳性患者应进一步行 HBV – DNA 及肝功能指标的检测;对于 HCV 抗体阳性的患者,应进一步行 HCV – RNA 及肝功能指标的检测,保留原始记录,登记患者检查结果。

2. 告知患者血液透析可能带来血源性传染性疾病,要求患者遵守血液净化室(中心)有关传染病控制的相关规定如消毒隔离、定期监测等,并签署透析治疗知情同意书,透析器复用患者应同时签署透析器复用知情同意书。

3. 建立患者档案,在排班表、病历及相关文件中对乙肝和丙肝患者作明确标志。

(三)工作人员着装及个人保护装置

1. 工作人员从专门的工作人员通道进入血液净化中心。于更衣室更换干净整洁工作服。

2. 进入工作区,应先洗手,按工作要求穿戴个人防护设备,如手套、口罩、工作服等。

3. 医务人员操作中应严格遵循手卫生的要求穿戴个人防护装置。

4. 处理医疗污物或医疗废物时要戴手套,处理以后要洗手。

5. 复用透析器的工作人员应戴好手套、围裙、面罩、护目镜。

(四)工作人员手卫生

医务人员在操作中应严格遵守中华人民共和国卫生部2009年颁发的有关医务人员手卫生规范,在透析操作中做到以下几点:

1. 医务人员在接触患者前后应洗手或用快速手消毒剂擦手。

2. 医务人员在接触患者或透析单元内可能被污染的物体表面时应戴手套,离开透析单元时,应脱下手套。

3. 医务人员在进行以下操作前后应洗手或用快速手消毒剂擦手,操作时应戴口罩和手套:深静脉插管、静脉穿刺、注射药物、抽血、处理血标本、处理插管及通路部位、处理伤口、处理或清洗透析机时。

4. 在接触不同患者、进入不同治疗单元、清洗不同机器时应洗手或用快速手消毒剂擦手并更换手套。

5. 以下情况应强调洗手或用快速手消毒剂擦手:脱去个人保护装备后;开始操作前或结束操作后;从同一患者污染部位移动到清洁部位时;接触患者黏膜,破损皮肤及伤口前后;接触患者血液、体液、分泌物、排泄物、伤口敷料后;触摸被污染的物品后。

(五)治疗物品的转运

1. 护士按治疗需要在治疗室(透析准备间)准备治疗物品,

并将所需物品放入治疗车,带入治疗单元的物品应为治疗必须且符合清洁或消毒要求。

2. 治疗车不能在传染病区和非传染病区交叉使用。

3. 不能将传染病区患者的物品带入非传染病区。

4. 不能用同一注射器给不同的患者注射肝素或对深静脉置管进行肝素封管。

(六)空气和物体表面消毒

每天对透析治疗室空气和物体表面进行消毒,透析机应于每次透析结束后进行表面和内部的消毒。

1. 透析机器外部消毒

(1)每次透析结束后,如没有肉眼可见的污染应对透析机外部进行初步的消毒,采用 500 mg/L 的含氯消毒剂擦拭消毒。

(2)如果血液污染到透析机,应立即用 1500 mg/L 浓度的含氯消毒剂的一次性布擦拭去掉血迹后,再用 500 mg/L 浓度的含氯消毒剂擦拭消毒机器外部。

2. 机器内部消毒

(1)每次透析结束时应对机器内部管路进行消毒。消毒方法按不同透析机厂家出厂说明进行消毒。

(2)透析时如发生破膜、传感器渗漏,在透析结束时机器应立即消毒,消毒后的机器方可再次使用。

(七)透析消耗品的使用、消毒与处理

1. 严格执行国家食品药品监督管理局(SFDA)关于一次性

使用物品的相关制度。经国家食品药品监督管理局批准的可复用透析器才可重复使用,复用必须遵照卫生部制定的《血液透析器复用操作规范》进行操作。

2. 透析器管路和穿刺针不能复用。

3. 乙肝病毒、丙肝患者、HIV 及梅毒感染患者不得复用透析器/血滤器。

4. 一次性物品用于一个患者后应按医疗废物处理要求处理。

(八)医疗污物及废物处理

透析废水应排入医疗污水系统。废弃的一次性物品具体处理方法参见中华人民共和国卫生部 2012 年颁布的新版《医疗机构消毒技术规范》。

三、血液净化中心的卫生学监测

(一)透析治疗室物体表面和空气的监测

每月对透析治疗室空气、物体、机器表面及部分医务人员手进行病原微生物的培养监测,保留原始记录,建立登记表。空气培养细菌应 <4 cfu/cm^2,物品表面、机器表面及医务人员手细菌数应 <10 cfu/cm^2。

(二)透析液及透析用水质量的监测

1. 每天检查透析用水电导度,正常值约 10 μs/cm,纯水的

pH 值应维持在 5~7 的正常范围。

2. 透析用水每月进行一次细菌培养,在水进入血液透析机的位置收集标本,细菌数不能超出 200 cfu/ml。

3. 透析用水每季度进行一次内毒素检测,留取标本方法同细菌培养(在透析液进入透析器的位置收集标本),内毒素不能超过 2 EU/ml,每台透析机每年至少检测 1 次。

4. 透析用水的化学污染物情况至少每年测定一次,软水硬度及游离氯检测至少每周进行一次,透析用水必须符合中华人民共和国医药业标准《血液透析和相关治疗用水》(YY0572－2005)的要求,并参考 2008 年 AAMI 标准。

5. 透析液每月进行一次细菌培养,在透析液进入透析器的位置收集标本,细菌不能超过 200 cfu/ml,每台透析机每年至少检测 1 次。

(三)透析患者传染病病原微生物的监测

1. 对于第一次开始透析的患者或由其他中心转入的患者必须在治疗前进行乙肝、丙肝、梅毒及艾滋病感染的相关检查。对于 HBV 抗原阳性患者应进一步行 HBV－DNA 及肝功能指标的检测,对于 HCV 抗体阳性的患者,应进一步行 HCV－RNA 及肝功能指标的检测。保留原始记录,登记患者检查结果。

2. 对长期透析的患者应该每 6 月检查乙肝、丙肝病毒标志物 1 次;保留原始记录并登记。

3. 对于血液透析患者存在不能解释肝脏转氨酶异常升高时应进行 HBV－DNA 和 HCV－RNA 定量检查。

4. 如有患者在透析过程中出现乙肝、丙肝阳性,应立即对密切接触者进行乙肝、丙肝标志物检测。

5. 对于怀疑感染乙肝或丙肝的患者,如病毒检测阴性,其后1~3个月应重复检测病毒标志物。

6. 建议对乙肝阴性患者进行乙肝疫苗接种。

(四)传染病监测报告

血液透析室(中心)发现新发的乙型肝炎、丙型肝炎或其他传染病应按照国家有关传染病报告制度报告相关部门。

四、医务人员的职业防护

1. 工作人员应掌握和遵循血液净化室(中心)感染控制制度和规范。

2. 对血液净化中心工作人员应定期进行乙肝和丙肝标志物监测。对于乙肝阴性的工作人员建议注射乙肝疫苗。

3. 推荐新入职医务人员注射乙肝疫苗。

第十五章

消毒供应中心的感染控制

消毒供应中心(CSSD)是承担医院内所有重复使用的诊疗器械、器具和物品的回收、清洗、消毒、灭菌、发放及一次性无菌物品供应的部门。随着现代化医院的发展、消毒供应中心(CSSD)在医院的地位发生了巨大的变化,已经从过去的辅助科室向医院的重要职能科室转变,同时由于工作的特殊性决定了消毒供应中心(CSSD)感染控制工作的重要性。医院实现手术器械包括腔镜器械在内的"收供一体化",进一步提高了工作效率,保证了手术器械的清洗、消毒、灭菌质量,大大降低手术感染率的发生。

一、消毒供应中心(CSSD)的环境要求

消毒供应中心(CSSD)宜接近手术室、产房和临床科室,或与手术室有物品直接传递专用通道,不宜建在地下室或半地下室。周围环境应清洁、无污染源,区域相对独立;内部通风、采光良好,合理布局。符合卫生部《医院消毒供应中心管理规范》的规定。工作区域温度、相对湿度、机械通风的换气次数应符合表15-1要求;照明宜符合表15-2的要求。

表 15 - 1　工作区域温度、相对湿度及机械通风换气次数要求

工作区域	温度/(℃)	相对湿度/(%)	换气次数/(次/h)
去污区	16 ~ 21	30 ~ 60	10
检查、包装及灭菌区	20 ~ 23	30 ~ 60	10
无菌物品存放区	< 24	< 70	4 ~ 10

表 15 - 2　工作区域照明要求

工作面/功能	最低照度/(lux)	平均照度/(lux)	最高照度/(lux)
普通检查	500	750	1000
精细检查	1000	1500	2000
清洗池	500	750	1000
普通工作区域	200	300	500
无菌物品存放区域	200	300	500

(一)消毒供应中心区域划分

消毒供应中心(CSSD)应该合理布局,遵守环境卫生学和感染控制的原则,必须具备的功能区包括辅助区和工作区。区域设计要求包括:

1. 辅助区域包括工作人员更衣室、值班室、办公室、学习室、卫生间等。

2. 工作区域包括去污区、检查、包装及灭菌区(含独立的敷料制备或包装间)、无菌物品存放区、无菌物品发放区。

3. 工作区域划分应遵循物品由污到洁,不交叉、不逆流;空气流向由洁到污;去污区保持相对负压,检查、包装及灭菌区保持相对正压等基本原则,在消毒供应中心的去污区、检查、包装及灭菌区、无菌物品存放区、发放区之间设置实际屏障;去污区与检查、包装及灭菌区之间设置洁、污物品传递通道,并分别设人员出入缓冲间(带);检查、包装及灭菌区的专用洁具间应采用封闭式设计。

4. 缓冲间(带)应设洗手设施,采用非手触式手龙头开关;无菌物品存放区内不应设洗手池。

5. 工作区域的天花板、墙壁应无裂隙,不落尘,便于清洗和消毒;地面与墙面踢脚及所有阴角均应为弧形设计;电源插座应采用防水安全型;地面应防滑、易清洗、耐腐蚀;地漏应采用防返溢式;污水应集中至医院污水处理系统。

(二)区域设备、设施配置的要求

1. 去污区 负责污染器械的回收、清点、分类、清洗。

清洗消毒设备及设施医院应根据 CSSD 的规模、任务及工作量,合理配置清洗消毒设备及配套设施。设备、设施应符合国家相关标准或规定。

(1)应配有污物回收器具、分类台、手工清洗池、压力水枪、压力气枪、超声清洗装置及相应清洗用品等。

(2)宜配备机械清洗消毒设备。

2. 检查、包装及灭菌区 负责清洁器械的检查、包装、灭菌。

(1)应配有带光源放大镜的器械检查台、包装台、器械柜、敷料柜、包装材料切割机、医用热封机、医用干燥柜及清洁物品装载设备等。

（2）应配有压力蒸汽灭菌器、灭菌物品装、卸载设备等。根据需要配备灭菌蒸汽发生器、干热灭菌和低温灭菌装置。各类灭菌设备应符合国家相关标准，并设有配套的辅助设备。

3. 无菌物品储存、发放区　负责无菌物品的存储和发放。

应配备无菌物品存放设施及运送器具、无菌物品发放器具等。

二、消毒供应中心的感染控制措施

对医院重复使用诊疗器械、器具和物品采取集中回收与发放的处理方式，即集中式供应的管理模式，实现了科学化、规范化的重复使用医疗物品的清洗、消毒和灭菌的处理方法，并加强对消毒供应中心的管理，可以达到降低医院感染暴发的目的。

（一）集中式供应的管理模式

1. 消毒供应中心在科主任、护士长领导下负责全院各科所有重复使用诊疗器械、器具和物品清洗消毒、灭菌及无菌物品的供应。

2. 重复使用的医疗器材的洗涤、包装、消毒和灭菌，应严格按《消毒供应中心管理规范》执行，遵守操作规程。

3. 消毒供应中心固定各科室的无菌器械包的基数，由各科室保管使用，采用交接或借用的方式提供服务。一次性无菌医疗器材采用请领的方式提供服务。

4. 供应方法：

（1）消毒供应中心提供 24 h 供应服务，借用无菌器械包应填写借物条，3 d 内归还。

（2）消毒供应中心为临床科室周一至周五每日下送 2 次，上午送无菌器械包，下午送一次性无菌器材，双休日、节假日每日送一次。各科室根据科室内 24 h 所需用量请领。

（3）所需特殊供应的器材或需批量器材应事先联系，待备好后及时通知使用单位，办理请领手续。

（4）各临床科室夜间抢救患者时需领取、交换或借用器材，可及时电话告之并网上请领所需器材的品名、规格、数量，值班人员及时送到抢救科室。

（5）需要消毒灭菌的器材应按要求妥善包装，敷料包装不得超过 30 cm×30 cm×50 cm，包布清洁无破损，一用一清洗，记录使用次数，灭菌后由消毒供应中心送到科室并签字。

5. 加强与临床科室的沟通，建立临床反馈意见登记本，对问题及时处理，科内每月深入临床科室进行满意度调查，对存在问题进行原因分析、总结，并提出整改措施。

（二）消毒供应中心感染控制的基本设施要求

1. 应在消毒供应中心区域内设置供工作人员手卫生的设施：水池、非触摸式水龙头、速干手消毒液、消毒清洗液、干手物品或设备。

2. 防护用品：根据工作岗位的不同需要，应配备相应的个人防护用品，包括圆帽、口罩、隔离衣或防水围裙、手套、专用鞋、护目镜、面罩等;去污区应配置洗眼装置。见表 15-3。

表 15-3　CSSD 不同区域人员防护着装要求

区域	操作	防护着装					
		圆帽	口罩	隔离衣/防水围裙	专用鞋	手套	护目镜/面罩
病房	污染物品回收	√	△			√	
去污区	污染器械分类、核对、机械清洗装载	√	√	√	√	√	△
	手工清洗器械和用具	√	√	√	√	√	√
检查、包装及灭菌区	器械检查、包装	√	△		√	△	
	灭菌物品装载	√					
	无菌物品装载	√			√	△#	
无菌物品存放区	无菌物品发放	√	√		√		

√:应使用;△:可使用;#:具有防烫功能的手套

3. 应配备专门用于集中回收污染器械的封闭车辆及封闭式下送车辆,分开放置。

4. 用于处理感染患者使用器械的容器均应有明确的标志。

（三）工作人员手卫生

工作人员在操作中要严格遵守国家卫生部 2009 年颁布的有关医务人员手卫生规范要求,根据消毒供应中心实际工作做到以下几点:

1. 工作人员回收污染物品要戴手套,回收后及时进行手消毒,方能接触电梯。

2. 工作人员处理污染物品要戴手套,处理后及时脱手套并及时洗手、手消毒。

3. 工作人员接触清洁物品前需洗手或手消毒。

4. 工作人员接触无菌物品前需手消毒。

5. 工作人员在离开去污区前需洗手或手消毒。

6. 工作人员在进入检查、包装及灭菌区前需洗手或手消毒。

7. 工作人员在进入无菌储存区前需洗手或手消毒。

(四)消毒供应中心各区域感染控制的要求

1. 去污区

(1)清洁剂:应符合国家相关标准和规定。根据器械的材质、污染物种类,选择适宜的清洁剂。

(2)洗涤用水:应有冷热自来水、软水、纯化水或蒸馏水供应。自来水水质应符合 GB5749 的规定;纯化水应符合电导率≤15 μS/cm(25℃)。对水处理系统定期监测指标(表 15 – 4,15 – 5)。

表 15 – 4　纯水设备水质记录表

序号	填写日期		RO 水水质 μS/cm	记录人
1	月	日		
2	月	日		
3	月	日		

填表说明:1. 水质只写数字即可;

　　　　　2. 每 10 日记录一次即可

表 15 – 5　软水设备水质记录表_____年

序号	填写日期	软水水质	记录人
1	月　　日	□好　　□一般　　□差	
2	月　　日	□好　　□一般　　□差	
3	月　　日	□好　　□一般　　□差	

填表说明:每10日记录一次即可

（3）消毒剂:应选择取得卫生部颁发卫生许可批件的安全、低毒、高效的消毒剂。根据器械的材质、污染物种类配置相应的浓度并监测记录。

（4）清洗消毒设备应每批次监测物理参数及运转情况,打印记录保存半年以上;定期对清洗消毒设备进行清洗效果监测,并记录（表 15 – 6,15 – 7）。

表 15 – 6　清洗消毒监测表

清洗机编号:

日期	批次	程序时间（min）	酶洗			湿热消毒			操作员
			时间（min）	温度（℃）	浓度	时间（min）	温度（℃）	Ao 值	

表 15 - 7　清洗消毒监测表

清洗机编号：

日期	批次	程序时间(min)	喷淋清洗			超声清洗		湿热消毒			操作员
			时间(min)	温度(℃)	清洗剂浓度	时间(min)	温度(℃)	时间(min)	温度(℃)	Ao 值	

（5）特殊感染及不明原因感染器械应在消毒后再进行常规的清洗。

朊毒体污染的器械、物品，应先浸泡于 1 mol/L 氢氧化钠内作用 60 min，再进行正常清洗消毒，压力蒸汽灭菌应选用 134～138℃，18 min、132℃，30 min 或 121℃，60 min；气性坏疽污染的器械、物品，应先采用含氯消毒剂 1000～2000 mg/L 浸泡 30～45 min 后，有明显污染物时应采用含氯消毒剂 5000～10 000 mg/L 浸泡至少 60 min 后再进行常规清洗消毒。

（6）对使用完的回收车辆，进行酸性氧化电位水擦拭消毒和紫外线消毒；去污区清点台、分类台、清洗池、清洗消毒设备工作结束后要使用酸性氧化电位水进行擦拭消毒；刷洗工具要酸性氧化电位水浸泡消毒；去污区每天早晚各进行一次紫外线空气消毒；传递窗口每天早晚各一次紫外线消毒。

2. 检查包装及灭菌区

（1）采用目测或带光源的放大镜对清洗后的每件器械、器具和物品进行检查,保证器械表面及齿牙、关节处清洁、无血渍、污渍、锈迹;功能良好、无损毁。清洗质量不合格的,应重新处理;有锈迹,应除锈;器械功能损毁或锈蚀严重,应及时维修或报废。

(2)灭菌包装材料应符合 GB/T19633 的要求。开放式的储槽不应用于灭菌物品的包装。纺织品包装材料应一用一清洗,无污渍,灯光检查无破损。硬质容器的使用与操作,应遵循生产厂家的使用说明或指导手册。灭菌物品包装分为闭合式包装和密封式包装。手术器械采用闭合式包装方法,应由 2 层包装材料分 2 次包装。密闭式包装如使用纸袋、纸塑袋等材料,可使用一层,适用于单独包装的器械。

(3)包外应设有灭菌化学指示物。高度危险性物品灭菌包内还应放置包内化学指示物;如果透过包装材料可直接观察包内灭菌化学指示物的颜色变化,则不必放置包外灭菌化学指示物。闭合式包装应使用专用胶带,胶带长度应与灭菌包体积、重量相适宜,松紧适度。封包应严密,保持闭合完好性。纸塑袋、纸袋等密封包装其密封宽度应≥6 mm,包内器械距包装袋封口处≥2.5 cm。

(4)灭菌物品包装的标志应注明物品名称、包装者等内容。灭菌前注明灭菌器编号、灭菌批次、灭菌日期和失效日期。标志应具有追溯性。灭菌包括压力蒸汽灭菌、环氧乙烷灭菌、低温等离子灭菌。每锅次要进行物理参数监测;包外、包内要有化学指示物;定期做生物监测(表 15 - 8,15 - 9)。

表15 - 8 压力蒸汽灭菌过程监测及质量追溯记录

灭菌员/灭菌器号/灭菌批次号								
灭菌日期								
失效日期								
记录时间								
灭菌压力								
灭菌温度								
灭菌时间								
批量监测结果								
结果判断	通过	未通过	通过	未通过	通过	未通过	通过	未通过
处理办法								
灭菌员签字								

(5)检查、包装及灭菌区工作结束后工作人员要使用酸性氧化电位水进行操作台的擦拭消毒,地面使用清水打扫干净后再使用酸性氧化电位水进行擦拭消毒,清洁工具浸泡消毒晾干备用;传递窗口每天早晚各一次紫外线消毒。

3. 无菌物品储存、发放区

(1)环境要求:无菌物品存放区温度 <24℃,湿度 <70% ,压力相对正压。

(2)无菌物品存储柜应距墙5~10 cm,离地面20~25 cm,离天花板50 cm。

表 15 - 9　环氧乙烷灭菌质量监测登记表

打印记录	灭菌员/灭菌器号/灭菌批次号		生物监测	灭菌组	
	灭菌日期				
	失效日期			对照组	
	开始灭菌时间				
	灭菌压力		监测时间	开始	终止
	灭菌湿度		检查结果	合格	不合格
	灭菌时间		操作人		
	解析时间		校对人		
	科室	物品名称	数量	科室	物品名称	数量

（3）发放无菌物品要遵循先进先出的原则。接触无菌物品前先手消毒。

（4）发放时要确认无菌物品的有效性,有植入物的要等生物监测合格方可发放。

（5）要定期检查无菌物品的有效期,防止过期物品。

（6）工作人员每天用酸性氧化电位水打扫卫生,清洁工具浸泡消毒晾干备用;发件厅每天早晚各一次紫外线空气消毒;传递窗口每天早晚各一次紫外线消毒。

4. 辅助区域　负责工作人员生活、学习、休息。

（1）不得着污染区域的服装进入该区域,同时也不得将污染的物品带入该区域。

（2）进入该区域前要洗手并且手消毒。

（3）保持该区域的卫生干净整洁,下送人员定期打扫卫生、消毒擦拭,清洁工具浸泡消毒晾干备用。

（五）消毒供应中心医疗废弃物处理

（1）消毒供应中心清洗后的污水排入医院医疗污水处理系统,符合国家卫生部要求。

（2）使用后的一次性防护服、口罩、帽子放入医疗垃圾桶,医疗垃圾处理员定期收取签字。

（3）锐器盒盛放到 2/3 时,及时更换。

三、消毒供应中心的感染监测

定期对消毒供应中心清洗消毒效果、灭菌效果、一次性无菌用品、环境卫生学等进行监测,以确保消毒供应中心提供的物品符合医院消毒卫生标准。2010～2012 年 307 医院感染控制科对消毒供应中心各项监测结果见表 15－10～表 15－12。

表 15－10　2010～2012 年消毒供应中心清洗消毒监测

时间	消毒液监测	清洗机 AO 值	合格率%		备注
			常规器械	腔镜器械	
2010 年	合格	合格	100%	100%	
2011 年	合格	合格	100%	100%	
2012 年	合格	合格	100%	100%	

表 15 – 11　2010～2012 年消毒供应中心灭菌效果监测

时间	高压蒸汽灭菌		环氧乙烷灭菌		过氧化氢灭菌		备注
	数量	合格率	数量	合格率	数量	合格率	
2010 年	234756	100%	24357	100%	1345	100%	
2011 年	304858	100%	34054	100%	2546	100%	
2012 年	335648	100%	38364	100%	3678	100%	

表 15 – 12　2010～2012 年消毒供应中心生物学监测合格率(%)

年度	灭菌后的腔镜	一次性无菌物品	手卫生	空气沉降菌	物体表面
2010 年	100	100	95	98	90
2011 年	100	100	96	95	95
2012 年	100	100	96	97	96

(一)使用中的消毒剂、灭菌剂生物和化学监测要求

1. 生物监测

(1)消毒剂每季度一次,其细菌含量必须≤100 cfu/ml,不得检出致病性微生物。

(2)灭菌剂每月监测一次,不得检出任何微生物。

2. 化学监测

(1)含氯消毒剂、过氧乙酸等应每日监测;使用中的戊二醛应加强监测,常规监测每周不少于一次。

（2）用于内镜消毒或灭菌的戊二醛须每日或使用前进行监测。

（二）消毒、灭菌物品的消毒灭菌效果的生物学监测要求

1. 消毒物品每季度监测一次，不得检出致病性微生物。

2. 灭菌物品每月监测一次，不得检出任何微生物。

3. 腔镜器械每月监测一次，不得检出致病性微生物。

4. 一次性无菌物品每批次监测一次，不得检出任何微生物。

（三）小型压力锅灭菌工艺、化学和生物监测要求

1. 工艺监测应每锅进行，并详细记录灭菌时的温度、压力、时间等参数。

2. 化学监测应每包进行，高度危险物品包、大包和难以达到消毒部位中央的物品包等包内需进行中心部位的化学监测。

3. 生物监测应每周进行。

（四）过氧化氢等离子灭菌器的监测要求

1. 物理监测法　每次灭菌应连续监测并记录每个灭菌周期的临界参数。

2. 化学监测法　每个灭菌物品包外应使用包外化学指示物，作为灭菌过程的标志；每包内最难灭菌位置放置包内化学指示物，观察颜色变化，判断是否达到灭菌合格要求。

3. 生物监测法　应每天至少进行一次灭菌循环的生物监测，监测方法应符合国家的有关规定。

(五)环境卫生学的监测

每月对消毒供应中心无菌物品存放区空气、物体表面及部分工作人员的手卫生进行病原微生物的培养监测,保留原始记录,建立登记表。空气培养细菌数应 <4 cfu/cm^2,物体表面、工作人员手卫生细菌数应 <10 cfu/cm^2。

参考文献

[1] 郑百成, 张秀春, 陈建飞, 等. 恶性肿瘤患者发生医院感染分析[J]. 中华医院感染学杂志, 2007, 17(6): 660 - 662.

[2] 翟锐,罗玲霞,景延婕, 等.1000 例肿瘤患者医院感染调查分析[J]. 中华医院感染学杂志, 2010,20(13):1874 - 1876.

[3] 侯彩妍,王国权.造血干细胞移植护理手册[M].北京:军事医学科学出版社,2012.

[4] 陈晓波.最新医院感染预防与质量及内部安全控制[M].北京:人民卫生出版社,2012.

[5] 胡必杰,郭燕红,高光明,等.医院感染预防与控制标准操作规范(参考版)[M]. 上海:上海科学技术出版社,2010.

[6] 周燕.血液系统疾病患者发生医院感染的相关因素分析及护理对策 [J].中华医院感染杂志, 2012,22(14):3048 - 3050.

[7] 童小凤.外周中心静脉导管感染相关因素分析及预防[J].中华医院感染学杂志,2012,22(16):3494 - 3496.

[8] Grady NP, Alexander M, Burns LA, *et al.* Guidelnes for the prevention of Intravascular Catheter - Related Infections [J]. AM J Infect Control, 2011,39(6):31 - 34.

[9] 史健.肿瘤科中心静脉导管感染的危险因素的调查及预防[J].中华医院感染学杂,2013,23(7):1529 - 1531.

[10] Rocconi RP,Matthows KS,Kemper MK, *et al.* Chemotherapy related myelesuppression a,Samarker of survival in epithelial ovariancancer patients [J]. Gynecol Oncol,2008,108(2): 336.

[11] 阮燕萍,张文英. 化疗致粒细胞缺乏症患者发热及感染的关系探讨[J]. 癌症, 2008, 27(8): 879 - 881.

[12] 阮燕萍. 癌症化疗致发热性中性中性粒细胞减少的研究进展[J].实用肿瘤杂志,2007,22(3):278 - 280.

[13] 阮燕萍,张文英. 化疗致粒细胞缺乏症患者感染的危险因素研究[J].中华医院感染学杂志,2010,20(1):38 - 40.

[14] 邵剑峰,林茂芳,钟永根,等. 急性白血病患者医院感染的临床分析[J].中华医院感染学杂志, 2007, 17(1): 29 - 31.

[15] 曹履先.陈虎. 骨髓移植学[M]. 北京:军事医学科学出版社. 2010

[16] 侯彩妍,王国权. 造血干细胞移植护理手册[M]. 北京:军事医学科学出版社. 2010

[17] 翟红岩,范静. 救治急性放射病患者病房环境保护方法探讨[J]. 中华医院感染学杂志,2009,19(9):1093 - 1094.

[18] 陈燕琴,薛凤珠.核辐射事故救治中隔离病区的建立与护理管理[J].护理研究,2012,26(6):1695 - 1696.

[19] 王质刚.血液净化学[M].北京:北京科学技术出版社,2010.

[20] 陈香美.血液净化标准操作规程[M].北京:人民军医出版社.2010.

[21] 翟丽.实用血液净化技术及护理[M]. 北京:人民军医出版社.2012.

[22] McGoldrick M. Infection prevention and control: achieving a culture of zero tolerance[J]. Home Health Nurse, 2008,26(1):67 - 68.

[23] Alexander M, Corrigan A, Gorski L, *et al.* Infusion Nursing: An Evidence - Based Approach Third edition[M]. St Louis, MO: Saunders Elsevie, 2012.